Mary Carson

Ginny

Eine Mutter gibt nicht auf

Deutsch von Isabella Nadolny

Hoffmann und Campe

Titel der Originalausgabe Ginny, A True Story
Erschienen bei Doubleday & Company, Inc., Garden City, New York

1. bis 10. Tausend 1973

Gesetzt aus der Korpus Garamond Antiqua
Gesamtherstellung Butzon & Bercker, Kevelaer
ISBN 3-455-00823-2 · Printed in Germany

Ich widme dieses Buch denen,
die Wunder für unmöglich halten,
damit sie wieder glauben,
denen, die Aussichtsloses unternehmen,
damit sie wieder hoffen,
denen, die rings nur Härte und Abgestumpftheit sehen,
damit sie merken, daß es noch Liebe gibt,
und allen Menschen,
die in dieser wahren Geschichte vorkommen und sie
ermöglicht haben,
als Ausdruck meiner niemals endenden Dankbarkeit

1. Kapitel

Der 25. Oktober war ein ganz normaler Tag. Das Wetter war schön und etwas zu warm für die Jahreszeit am Südufer von Long Island. Ich strickte die letzten Nadeln an einem Schulpullover für meine sechsjährige Tochter Virginia, genannt Ginny, und hatte keine Ahnung, wodurch sich dieser Tag so tief in mein Gedächtnis graben sollte.
Das einzig Ungewohnte war in diesem Augenblick die Tatsache, daß es so ruhig im Hause war. Sieben meiner acht Kinder waren in der Schule. Das jüngste, die sieben Wochen alte Roberta, schlief fest. Bald sollten die Kinder heimkommen, und ich genoß die letzten Minuten der Stille und dachte dabei an meine Familie, an jeden einzelnen, und malte mir aus, wie die Zukunft für ihn aussehen würde.
Dan und ich waren seit zwölf Jahren verheiratet. Wir waren beide Anfang Dreißig, und die ersten sieben unserer acht Kinder waren in Abständen von ungefähr einem Jahr geboren. Die drei Ältesten waren Jungen, alle anderen Mädchen.
Paul, der Älteste, war elf, ungewöhnlich lang aufgeschos-

sen, sehr fleißig und vernünftig für sein Alter. Er las gern und war, bis auf seine Handschrift, bei der seine Lehrer Magenkrämpfe bekamen, ein guter Schüler. Sein Leben hatte mit einer kleinen Behinderung begonnen: Schon als Säugling von sieben Wochen hatte man ihn wegen eines Darmverschlusses operieren müssen. Als kleiner Junge hatte er zwei Bruchoperationen durchgemacht. Offenbar hatte nichts davon seine Kraft und Energie beeinträchtigt. Er spielte gern Basketball, und seine Länge verschaffte ihm dabei einige Vorteile, doch er war meist friedfertiger Natur und vermied es, gegen kleinere Gegner aggressiv zu werden.

John, unser zweiter Sohn, war zehn. Er war niemals unparteiisch. Er stürzte sich Hals über Kopf in alles, was er tat. Er war entweder sehr artig oder fürchterlich ungezogen. Ich hatte seit den ersten Tagen seiner Kinderzeit das Gefühl, er würde später einmal entweder ein Erzbischof oder ein Erzbösewicht.

Ehe er in die Schule kam, wünschte er sich dringend eine Schreibmaschine. Tagelang bastelte er herum, um sich aus Zeitungspapier und Bauklötzen eine zu bauen. Das Papier rutschte zwischen zwei Bauklötze, von denen der eine sich drehte und das Papierblatt vorwärts zog. Der Fehler war nur, daß man auf ihr nicht wie auf der von Daddy tippen konnte, darüber war er untröstlich. John wagte sich ständig an Dinge, die seine Möglichkeiten weit überstiegen, und was ihm an Geschick fehlte, machte er durch Ausdauer wett. Es war manchmal nicht leicht, seine hemmungslose Begeisterung auf konstruktive Vorhaben zu lenken.

Josef, unser dritter Junge, war neun, aber körperlich kleiner und wirkte dadurch beträchtlich jünger als seine Brüder. Er hatte eine gutmütige Art, war zutraulich und lieb. In der Schule war er ausgezeichnet, obwohl er seinen Lehrern dadurch zu schaffen machte, daß er immer träumte. Sie konnten nie begreifen, wieso er die Antworten wußte, wo er doch offensichtlich bei den Fragen gar nicht zugehört hatte. Infolge seiner lebhaften Phantasie fürchtete er sich oft. Es hieß, ein Großonkel der Familie sei fast so etwas wie ein Dichter gewesen – womöglich hatte Joe diese Eigenarten von ihm geerbt.

Theresa war die älteste von unseren Töchtern. Obwohl sie nur sechzehn Monate jünger war als Joe und fast genauso groß wie er, waren sie im Wesen einander ähnlich und standen sich sehr nahe. Eines Tages war Joe mit dem Rad unterwegs, als ein schweres Gewitter losbrach. Sie war ehrlich besorgt um ihn und hielt an der Haustür nach ihm Ausschau. Sowie sie ihn erblickte, kam sie sichtlich erleichtert zu mir gerannt und ging ihm dann mit einem großen Badelaken entgegen, weil sie wußte, daß er keinen trockenen Faden mehr am Leibe haben würde.

Sie spielte einem zwar gern Theater vor und schwatzte uns die Ohren voll mit allerlei kindischem Zeug, aber sie hatte eine gute Portion gesunden Menschenverstand. Schon mit acht wußte sie in der Küche gut Bescheid, so oft hatte sie mir beim Kochen geholfen. Es war damals im Sommer sehr heiß, und da ich gerade in Umständen war, fühlte ich mich oft zerschlagen und elend. Dann sagte Theresa: »Leg dich hin, Mami, und ruh dich aus. Das Geschirr mach ich schon . . .« oder die Wäsche, oder was es gerade war.

Bernadette war das geborene »Hausmütterchen« und hatte schon mit sieben Verständnis für die Probleme anderer, eine Eigenschaft, die mancher sein Leben lang nicht entwickelt. Sie hatte eine Augenmuskelschwäche und mußte schon im Kindergartenalter operiert werden. Dabei war sie, obwohl es recht schmerzhaft für sie war, sehr brav und geduldig. Nach einem knappen Jahr hieß es, man müsse noch einmal operieren. Der Arzt eröffnete es mir, und ich hatte die unerfreuliche Aufgabe, es Dettie zu sagen. Als ich aus der Sprechstunde heimkam, legte ich mir in Gedanken lauter Sätze zurecht, mit denen ich sie schonend vorbereiten wollte. Sie unterbrach meine Überlegungen mit den Worten: »Also Mami, wenn ich noch mal operiert werden muß – *mir* macht das nichts!«

Beim Essen, wenn alle brüllten, um zuerst dranzukommen, sagte sie: »*Mir* macht es nichts, wenn ich als letzte bekomme.« Manchmal ermahnte sie auch die anderen: »Nun wartet doch mal, damit Mami auch was zu essen kriegt.«

Bernadette war oft still und gedankenverloren. Bei solchen Gelegenheiten beobachtete sie andere und deren Bedürfnisse. In der Schule wurde sie oft ermahnt, denn sie war unruhig und brachte es vor lauter Hemmungen nicht fertig, vor der Klasse zu sprechen. Doch ich hätte ihre liebe, sanfte Art nicht gegen das kecke Selbstbewußtsein anderer Siebenjähriger eintauschen mögen.

Virginia war sechs, sie und Dettie waren unzertrennlich, obwohl sie ein Jahr auseinander waren. Sie waren gleich groß und spielten oft »Zwillinge«.

Virginia, genannt Ginny, war das fleißigste von meinen Kindern. Sie hatte bald ihren Spitznamen weg: »das Arbeitstier«, weil sie dauernd aufräumte, Betten bezog und die Zimmer auskehrte. Sie hatte die nötige Liebe zur Sache und war mit Schwung und Begeisterung dabei, wenn sie aber müde wurde, drehte sie leicht durch. Hatte sie soeben, »um Mami eine Freude zu machen«, das Wohnzimmer sauber aufgeräumt und eins der anderen Kinder warf seine Spielsachen darin herum, so hätte sie den Sünder am liebsten in der Luft zerrissen (zumindest mit dem Mundwerk).

Für eine Sechsjährige war Ginny eine grüblerische Natur, sie dachte über Dinge wie Tod und Ewigkeit nach. Als sie vier war, starb mein Großonkel, der in unserer Nähe gewohnt hatte. Sie schluchzte und war untröstlich. Wir waren ganz erschrocken, wie tragisch sie es nahm. Zwei Tage später starb Dans Vater. Wir hatten Angst, es Ginny zu sagen, denn sie hatte ein besonders nettes Verhältnis zu ihrem Großvater gehabt. Als wir es ihr schließlich nicht länger verheimlichen konnten, nahm sie das mit den Worten entgegen: »Ach, das ist gut, dann sind Großpapa und Onkel Charlie zusammen im Himmel und können sich Gesellschaft leisten.«

Als sie eben in die erste Klasse der St.-Christopher-Schule eingetreten war, die auch unsere anderen Kinder besuchten, verblüffte sie die Lehrerin durch ihre Fragen und Einfälle. Eines Tages bekam sie auf, ein Bild »einer mächtigen Schöpfung Gottes« in die Schule mitzubringen. Sie suchte in Zeitschriften herum, aber wie es bei solchen Aufgaben so geht: sie fand kein passendes Bild. Da schlug sie vor, ein Foto all ihrer Geschwister mitzunehmen. In Ginnys Augen war eben unsere Familie eins der größten Werke Gottes. Sie war ein offenes, aufrichtiges Kind, und sie wußte mit ungeheurer Intensität jede Minute zu genießen und das Leben voll auszukosten.

Als nächste kam Celia. Sie wurde in einigen Monaten fünf und war soeben in den Kindergarten gekommen, ein warmherziges, zärtliches Dingelchen, dessen Augen Steine erweichen konnten. Sie liebte alle Menschen und verstand es, sich bei jedem lieb Kind zu machen. Lange Zeit hindurch war sie die Jüngste gewesen und hatte das genossen. Paßte ihr etwas nicht in den Kram, überredete sie Ginny, ihr zu »helfen« und es für sie zu tun.

Man sollte meinen, die Chance, daß von zwei Schuhen der eine auf den rechten Fuß gehört, stünde fünfzig zu fünfzig. Nicht bei Celia. Ich begriff nicht, wieso es bei ihr nie klappte. Wir dachten uns allerlei narrensichere Tricks und Eselsbrücken aus, aber immer wieder hatte sie den falschen Fuß im falschen Schuh. Die Sache war schlicht die: Es war ihr total Wurst. Es gab zu viel Interessantes auf der Welt: Blumen und Käfer zu beobachten, zuzusehen, wie es in die Pfützen regnete oder wie die Sonne in die Wolken versank. Ein kleines Mädchen mußte Seilhüpfen, Radfahren und auf Bäume klettern. Es hatte unmöglich Zeit, sich darum zu kümmern, an welchen Fuß ein Schuh gehörte.

Als letzte kam unsere kleine Roberta. Sie kränkelte, trank schlecht und nahm nicht zu, wie sie sollte. Nach meinen anderen Entbindungen hatte unser Hausarzt Dr. Metcalf jedesmal fröhlich versichert, bei diesem Baby sei alles in bester Ordnung. Bei Roberta hatte er sorgenvoll ausgesehen und mich gefragt: »Wie finden Sie sie denn?«

Ich merkte, daß sie nicht so robust war wie die übrigen, doch ich schob es auf die etwas verfrühte Geburt. Sie war winzig und schlief die meiste Zeit. Sie hatte so gut wie keine Stimme. Mit etwas intensiverer Pflege, dachte ich mir, würde alles das sich schon ausgleichen. Schließlich hatte auch unser Paul nach einem verzögerten Start all seine körperlichen Handikaps überwunden.

In den ersten Tagen nahm sie so schlecht Nahrung auf, daß ich es auf die Tageseinteilung in der Klinik schob, die ihr nicht zusagte. Als ich sie dann zu Hause hatte, schlief sie noch mehr und trank noch weniger. Ich weckte sie und mühte mich stundenlang ab, aber sie ließ sich nicht zum Trinken überreden. Nach drei Wochen wog sie noch ebensoviel wie bei der Geburt. Eine genaue Untersuchung ergab, daß sie ein Loch im Herzen hatte.

Das große alte Haus, in dem wir wohnten und das gerade jetzt so wunderbar still war, während ich an all dies dachte, hatte meinen Eltern gehört, und ich hatte mein Leben lang darin gewohnt. Es liegt an der Grand Avenue, der Hauptstraße von Baldwin, Long Island. Sein einziger Nachteil, der starke Durchgangsverkehr auf dieser Straße, hatte mir manchmal Sorgen gemacht. Doch Dan und ich hatten die Kinder ständig ermahnt, beim Überqueren der Straßen vorsichtig zu sein, und sie schienen tatsächlich aufzupassen.

Meine Eltern, die nur wenige Häuser entfernt wohnten, waren die liebevollsten Großeltern, die sich die Kinder nur wünschen konnten.

Mutter backte oft Kuchen oder arbeitete im Garten. Die Mädchen lernten viel von ihr, und natürlich gab es bei ihr auch eine Unmenge Teigschüsseln auszulecken und Äpfel zu essen. Dad besaß eine Werkstatt im Keller und ein Boot und hatte immer Zeit, den Jungen das Nötige über beides beizubringen.

Einige Kilometer von uns entfernt, in Freeport, wohnte Dans Mutter noch immer in dem Haus, in dem Dan aufgewachsen war. Sie hatte selber acht Kinder gehabt und schien besser als jeder andere Mensch die Welt mit den Augen eines Kindes sehen zu können. War sie bei uns, so waren die Kinder selig. Sie hörte jedes an, ließ sich die neuesten Errungenschaften, die neuesten Fertigkeiten ausführlich erklären und wußte dann genau, was das Kind hören wollte.

Wir schienen nur die alltäglichen kleinen Problemchen einer alltäglichen Familie zu haben. Wir waren glücklich, und schon mehrfach hatten Dan und ich gesprächsweise erwähnt, daß bei uns ein Schicksalsschlag gewissermaßen »fällig« sei.

Die Stille des Hauses wurde plötzlich dadurch zerstört, daß John durch die Hintertür hereingestürzt kam. Seine Augen waren schreckhaft geweitet, sein Gesicht aschfahl.

»Ginny ist unter einen Lastwagen gekommen!« stieß er hervor.

2. Kapitel

John brachte kaum heraus, wo es passiert war. Ginny sei auf die Fahrbahn gelaufen – keine anderthalb Häuserblocks von unserer Haustür.

Ich sagte John, er solle beim Baby bleiben, und rannte los ... blindlings. Das Laufen fiel mir schwer, die Beine taten mir weh, und ich war außer Atem. Weiter oben an der Straße sah ich einen Menschenauflauf. Es war beinahe wie im Traum: ich rannte und rannte und schien nicht näher zu kommen.

Ich betete: »Bitte, lieber Gott, bitte ...«

Viele der Kinder, die auf dem Heimweg von der Schule waren, kannten mich. Ich unterschied Stimmen: »Das ist Mrs. Carson, laßt sie durch ...« »Da ist Ginnys Mutter ...« Die Menge machte mir Platz.

Auf dem Rasen lagen zwei kleine Mädchen nebeneinander. Im ersten Impuls wollte ich Ginny in die Arme nehmen, aber etwas in meinem Inneren warnte mich, sie anzufassen und ihr damit vielleicht noch mehr zu schaden.

Sekundenlang glaubte ich, das andere Mädelchen sei unsere Bernadette. Dann schrie es auf und wandte den Kopf, und

ich dachte »Gott sei Dank, es ist ein fremdes Kind«. Wenn ich mir später die Szene wieder vergegenwärtigte, schämte ich mich meiner Herzensroheit.
Keiner wußte so recht, wer das fremde Kind war, nur daß sie in Ginnys Klasse ging und sie oft miteinander heimgingen. Wir suchten in ihrer Schultasche, fanden aber keinen Ausweis. Sie selbst stand zu sehr unter Schock, um uns eine Hilfe zu sein.
Es zerriß mir fast das Herz, Ginny anzusehen, und doch konnte ich kein Auge von ihr wenden. Auf dem Asphalt standen Blutlachen. Blut lief ihr aus einer Kopfwunde. Sie lag ganz still und regungslos da.
Als erstes meiner Kinder kam Joe. Er hörte einen Polizisten nach einer Decke fragen, zog seinen Mantel aus und deckte ihn über Ginny. Einer ihrer Schuhe war ihr vom Fuß gerissen worden und lag im Rinnstein. Den hob er auf, nahm Ginnys Schultasche und sagte: »Ich nehme das schon mit heim, ja, Mami?« Ein Neunjähriger kann manchmal ein vollendeter Ritter sein.
Der Polizist und einige Passanten fragten etwas. Ich weiß nicht mehr, wer es war und was sie mich fragten. Nur einer der Männer blieb mir im Gedächtnis, er trat zu mir, fragte mich, ob ich die Mutter sei, und sein Gesicht war von so schmerzlicher Betroffenheit, daß sein Mitgefühl mir tiefer zu gehen schien als der Schreck der anderen, die da zusammengelaufen waren. Später erfuhr ich, daß es Dr. Stievelman war, der genau gegenüber der Stelle wohnte, an der es passiert war. Er war beim ersten Quietschen der Bremsen aus dem Haus getreten und wußte später viele wichtige Details, die mir entgangen waren.
Ich hörte die Sirene des Krankenwagens, der um die Ecke

bog. Ich hatte diesen Ton früher immer so schrecklich gefunden, jetzt bedeutete er Erleichterung. Ginny wurde rasch, aber behutsam auf die Bahre gehoben.

Auch meine übrigen Kinder hatten sich eingefunden. Ich sagte zu ihnen: »Geht zu Tante Alice. Erzählt ihr, was passiert ist. Ich rufe sie an, sobald ich kann.«

Alice war meine Nachbarin. Sie stand mir so nahe, daß sie für die Kinder »Tante Alice« geworden war. Sie hatte selber sieben, nur wenig älter als meine. Sie und ihr Mann, Lee, waren Ginnys Paten. Es ist einer der größten Glücksfälle im Leben, eine Freundin zu besitzen, der man ohne Vorwarnung sieben Kinder auf den Hals schicken und sich dabei sagen kann: das geht schon in Ordnung.

Im Krankenwagen fragte ich den Polizisten: »Ist sie bewußtlos?« Es war deutlich zu sehen. Aber mein Innerstes sträubte sich gegen die Frage: »Ist sie tot?« Ich versuchte mir einzureden, daß man ihr die Kopfwunde mit ein paar Stichen nähen würde und daß dann alles wieder gut wäre.

Schon einmal war ich so im Krankenwagen in die Unfallstation gefahren. Damals war Celia die Treppe hinuntergefallen und hatte sich an einem Stein im Garten den Kopf aufgeschlagen. Es hatte fürchterlich geblutet. Sie war genäht worden, und ich hatte sie gleich wieder mit heimnehmen können. Aber Celia hatte geweint und war noch gelaufen. Ginny lag regungslos da.

Jetzt fing sie an zu erbrechen. Ich meinte, ich müsse alles gleich wieder saubermachen. Doch der Polizist, ein verständnisvoller, freundlicher Mann, zerstreute meine Bedenken. »Ach, lassen Sie nur, die wischen hier nachher sowieso alles auf. Jetzt bleiben Sie mal ganz ruhig. Gleich sind wir im Krankenhaus.«

Normalerweise wird ein Unfallpatient ins Kreiskrankenhaus gebracht, das wäre eine Fahrt von etwa zwölf Kilometern gewesen. Ich weiß nicht, wer verfügte, daß Ginny ins South Nassau Community Hospital gebracht wurde, das nur anderthalb Kilometer entfernt lag. Wer es auch war, ich bin ihm dankbar. Beide Kliniken sind ausgezeichnet, aber heute weiß ich, daß wir vermutlich für die längere Strecke keine Zeit mehr gehabt hätten.

Fast die ganze Fahrt über versuchten wir, aus dem anderen Mädelchen herauszubekommen, wie es hieß und wo es wohnte, aber umsonst. Der Fahrer nahm die Kurven sehr scharf. Wir hatten alle Hände voll zu tun, daß uns die Kinder nicht von den Bahren rutschten.

Die vielen Kurven verwirrten mich. Ich hatte gemeint, die Strecke zu kennen, und doch nie darauf geachtet. Als wir ausstiegen, war ich einen Augenblick lang im Zweifel, ob dies überhaupt das South Nassau Krankenhaus war. Dann merkte ich, daß man die Ambulanz in einen neuen Flügel am anderen Ende des Gebäudes verlegt hatte.

Der Fahrer und der Polizist brachten Ginny im Laufschritt ins Gebäude. Ich blieb mit dem anderen Mädelchen im Krankenwagen. Ich strebte mit allen Fasern meines Herzens weg, aber ich hielt es für unvorsichtig, sie auch nur wenige Minuten allein zu lassen. Auch brauchte sie vielleicht gerade in diesem Augenblick jemanden, der sie tröstete, nötiger als ich. Als die Männer wiederkamen und sie in die Ambulanz trugen, folgte ich ihnen.

Ich weiß nicht mehr, wie viele Leute es waren, die sich um Ginny bemühten. Sie rissen ihr das Kleid vom Leibe, und jemand setzte ihr eine Saugpumpe an den Mund. Alles geschah in größter Eile, aber man spürte, hier waren Fach-

leute am Werk, und es herrschte kein planloses Durcheinander.
Ich war noch keine zwei Schritte in den Raum getreten, da führte mich schon eine Schwester weg. Sie war nicht einmal ärgerlich, daß ich mich dort hineingedrängt hatte. Sie sagte einfach: »Ich brauche noch ein paar Auskünfte. Bitte kommen Sie mit.«
Wir gingen in ihr Büro, und sie stellte die üblichen Fragen. Ich war erstaunt, daß ich Ginnys Geburtsdatum sofort wußte. Ich kann die Daten meiner Kinder in der richtigen Reihenfolge hersagen, aber eines aus der Mitte heraus – da muß ich erst überlegen, und dazu braucht man einen kühlen Kopf. Die Dame, die alles notierte, wunderte sich über meine Ruhe.
Als die nötigen Formulare ausgefüllt waren, bat ich, meinem Mann telefonisch durchsagen zu dürfen, was geschehen war. Wir bekamen nicht gleich ein Amt. Polizei und Notaufnahme blockierten sämtliche Leitungen. Schließlich bekam ich für wenige Minuten eine Leitung. Ich ging an den Apparat und merkte erst jetzt, wie groß meine Angst war: Ich wußte die Telefonnummer von Dans Büro nicht mehr. Ich wählte ganz automatisch und konnte nur hoffen, daß es stimmte.
Zu diesem Zeitpunkt kannte ich Ginnys wahren Zustand noch nicht. Ich wollte Dan nicht unnötig belasten und klammerte mich beharrlich an meine Hoffnung, es sei alles nicht so schlimm, wie es aussah. Ich wollte ihn nicht erschrecken und ihm die Einzelheiten erst nach seinem Eintreffen in der Klinik erzählen. Ich sagte ihm daher nur, Ginny habe einen Unfall gehabt. Wie schwer, wüßte ich nicht. Man behandele sie gerade in der Ambulanz. Ich wä-

re dankbar, wenn er sich von der Arbeit frei machen und herüberkommen könnte, damit wir gemeinsam auf einen genaueren Bericht warteten.

Er erzählte mir später, ich wäre am Telefon so gelassen gewesen, daß er keine Ahnung vom Ernst der Lage gehabt hätte. Das hörte ich gern. Ich bin keine große Schauspielerin, doch es hatte genügt, um ihn nicht am Steuer zu ängstigen.

Von da an ging ich auf und ab, auf und ab, immer in Sichtweite der Tür zum Ambulanzraum. Ich verließ mich darauf, daß jeden Augenblick jemand herauskommen und mir Beruhigendes über Ginny sagen würde. Ich durfte nicht riskieren, dann nicht zur Stelle zu sein. Unzählige Male schritt ich die ganze Länge der Halle ab in Harren und Bangen. Der Mann beim Empfang meinte, ich sollte mich doch ins Wartezimmer setzen, aber mir war es leichter im Gehen. Ich kam mir völlig hilflos vor und hätte doch so gern wer weiß was getan. Doch ich konnte nur warten – und beten. Weil ich jetzt unmöglich die nötige Konzentration aufbrachte, beschränkte ich mich auf »Bitte, lieber Gott, bitte«.

Die Tür zum Ambulanzraum ging häufig auf. Jedesmal hielt ich den Atem an und hoffte, jemand käme mich holen. Eine Schwester lief durch die Halle zum Instrumentenraum, holte etwas und rannte wieder zurück. Dann ging die Tür wieder zu. Ich versuchte festzustellen, was für ein Gerät sie in der Hand gehabt hatte, versuchte zu erraten, was vorging. Ich hatte keinerlei pflegerische Erfahrung und konnte nur zweierlei feststellen: Der Fall war äußerst ernst, und es eilte sehr.

3. Kapitel

Dans Büro befand sich in der nächsten Stadt. Es vergingen zwar nur Minuten, ehe er eintraf, doch mir schienen es Stunden. Als er da war, wurde mir wohler. Er ist immer stark, ruhig und gefaßt – ein fester Halt, wenn man ihn braucht.

Wir gingen nun miteinander auf und ab, unterhielten uns im Flüsterton und überlegten jedes Wort, ehe wir es aussprachen. Einer versuchte dem anderen Mut zu machen. Ich konnte ihm wenig sagen und erzählte nur, was ich über den Unfall wußte. Er war monatelang als Soldat in Korea gewesen und schien aus meiner Schilderung die Schwere von Ginnys Verletzungen besser ermessen zu können als ich.

Die Tür zur Straße öffnete sich. Einer unserer Gemeindepfarrer kam herein. Er nickte uns zu und hastete in den Ambulanzraum. In diesem Augenblick verließ mich die Hoffnung, daß man nur »ein paar Stiche nähen und sie dann heimschicken würde«. Ein Geistlicher wird nur gerufen, wenn die Lage kritisch ist. Es war sehr schwer, das zuzugeben. Ich drückte Dans Hand noch fester. Sagen konnte ich nichts.

Nach ein paar Minuten kam Hochwürden wieder. Diesmal sprach er uns an. Er gab uns keinen medizinischen Bericht. Er sei gerufen worden, er möge sofort herüberkommen und die Sterbesakramente spenden. Jetzt begriff ich, warum man den Namen dieses kirchlichen Gnadenmittels in »Krankensakrament« umtaufen wollte. Der Geistliche sah mein entsetztes Gesicht und nahm sich ein paar Minuten Zeit, um uns einige Erläuterungen zu geben.

Die Gebete, die einem so kritischen Augenblick vorbehalten seien, hätten häufig, so sagte er, einen an Wunder grenzenden wohltätigen Einfluß auf die Wiederherstellung der Gesundheit. Doch gleichzeitig sprach er davon, daß ein Kind in so zartem Alter sich ohnehin keiner Sünde schuldig gemacht haben könne und ganz gewiß einen Platz im Himmel fände.

Ich dachte bei mir, es sei nicht recht logisch, im gleichen Atemzug die »Wiederherstellung« und den »Platz im Himmel« zu erwähnen. Er hatte sie eben gesehen. War sie vielleicht schon hinüber, und wollte er uns mit seinen Worten auf das vorbereiten, was die Ärzte uns mitteilen würden? Doch ich kannte ihn. Er war ein ehrlicher Mann und redete ohne Umschweife. Wenn sie tot gewesen wäre, hätte er es uns gesagt. Sie lebte also noch: es war noch Hoffnung.

Der ehrwürdige Vater ging – und wir wanderten wieder. Ich versuchte den Rosenkranz zu beten, aber ich konnte mich nicht mehr an die Worte erinnern. Es wurde immer wieder bloß: »Lieber Gott, bitte ...«

Endlich kam ein Arzt aus dem Ambulanzraum. Er stellte sich vor als »Dr. Burstein, Neurochirurg« und erzählte, er sei ganz zufällig im Krankenhaus gewesen, als Ginny eingeliefert wurde. Ich hatte das Gefühl, meine Gebete wurden bereits erhört.

Ich glaube, ich habe mir Neurochirurgen immer so vorgestellt, wie sie bei uns in den Fernsehserien aussehen. Dr. Burstein sah nicht wie ein Filmheld aus, sondern wie ein Durchschnittsmensch, aber seine ganze Art machte mir den Eindruck überdurchschnittlicher Kompetenz. Ich hatte gleich Vertrauen zu ihm, als ich ihn Ginnys Verletzungen schildern hörte.

Ginny hatte gefährliche Frakturen auf beiden Seiten des Schädels. Ihre Augen reagierten nicht mehr auf Licht (später erfuhr ich, daß der Kontakt zwischen Sehnerv und Gehirn die letzte Funktion ist, die erlischt). Er fürchtete, sie hätte Blutgerinnsel im Gehirn. Wenn er nicht operierte, hätte sie praktisch keine Chance, am Leben zu bleiben. Wenn er operierte, gab er ihr eine Chance von eins zu einer Million, daß sie die Nacht überlebte. Weil es sich um ein Kind handelte, meinte er den Versuch riskieren zu sollen. Er würde ihr den Kopf rasieren, Löcher in die Schädeldekke bohren, sondieren und diese Blutgerinnsel suchen. Ob wir dazu unsere Einwilligung gäben? Die Zeit drängte. (Obwohl es uns viel länger vorgekommen war, hatte sich der Unfall erst vor einer Stunde ereignet.) Wegen einer möglichen Hirnschädigung durch Sauerstoffmangel würde er sofort operieren müssen. Wir erklärten uns damit einverstanden, daß er alles nur Mögliche unternehme, um sie zu retten.

Wieder gingen wir auf und ab. Jeder dachte insgeheim seine höchsteigenen Gedanken.

Monate später sprachen wir über diesen Nachmittag. Wir hatten verblüffend gleichartige Gedanken gehabt und beide gleich reagiert. Eins zu einer Million: das war nur eine verschwindend geringe Chance. Würde sie es schaffen? Jeder von uns hatte sich gefragt, ob es vielleicht unvernünftig war, sie alldem auszusetzen, was sie noch durchmachen mußte. Blieb sie am Leben, so war sie vielleicht hundertprozentig körperbehindert oder ein Mittelding zwischen körperbehindert und normal. Wenn sie starb, wie hielt man eine Totenfeier für ein Kind? Vor wenigen Wochen hatten wir zufällig darüber gesprochen, uns eine Grabstelle zu kaufen, und den Plan als zu fernliegend wieder verworfen. Ich war noch nie auf der Beerdigung eines Kindes gewesen. Wie schwer würde das werden? Wenn man ihr den Kopf kahl rasierte, würde der Sarg geschlossen bleiben müssen. Dan überlegte, ob Dr. Burstein deshalb betont hatte, daß er sie kahlscheren mußte. Ich hatte das Kleid noch, in dem ich zur Erstkommunion gegangen war. War der Schleier wohl groß genug, um ihren Kopf zu bedecken? Konnte der Sarg dann offenbleiben?

Meine Gedanken wurden derart deprimierend, daß ich sie mir verbot. »Lieber Gott, bitte, nimm sie uns nicht. Laß sie wieder gesund werden.«

Wollte ich aufrichtig beten, so mußte ich darum bitten, daß sie wieder ganz gesund würde und nicht nur teilweise. Ich handle nicht gern mit Gott. Ich versprach ihm dafür nichts. Dazu hatte ich meinen Glauben, für eine Lage wie diese. Auch jetzt wollte ich glauben.

Wir wurden in die Kinderstation hinübergebeten. Man brauchte Ginnys Anamnese: Ob sie Allergien hätte oder laufend Medizinen bekäme. Hoffnung wallte in mir auf. Wenn man das wissen wollte, hatte Ginny, nach Meinung der Ärzte, noch eine Chance. Es war ein Strohhalm, aber

ich klammerte mich an ihn mit aller Kraft, während die Schwester unsere Auskünfte ins Krankenblatt eintrug.
Wir wurden gefragt, ob wir drunten in der Halle warten wollten. Aber ich dachte an die anderen Kinder und wollte heim. Der Arzt würde uns anrufen, wenn die Operation vorbei war. Wir konnten dann wiederkommen.
Auf dem Rückweg zum Noteingang verliefen wir uns. Eine Schwester im Lift wies uns den Weg. (Sie kam uns ein paar Tage später besuchen. Sie wohnte uns direkt gegenüber auf der gleichen Straße. Ich hatte sie nie kennengelernt, denn eine verkehrsreiche Straße ist eine echte Barriere für jede Freundschaft. Seit dem Unfall kam mir der Verkehr noch dichter vor. Sie war einfach herübergekommen, weil sie von unserer Kleinen gehört hatte, und erst als sie in der Tür stand, merkten wir beide, daß wir uns von jenem Nachmittag im Lift kannten, an dem sie uns den Weg aus dem Labyrinth des Krankenhauses gezeigt hatte.)
Auf der Heimfahrt kamen wir an der Unfallstelle vorbei. Sie war jetzt von der Polizei abgesperrt. Auf dem Asphalt waren die einzelnen Positionen mit Kreidestrichen markiert, eine übliche Vorsichtsmaßregel, wenn mit einem Todesopfer gerechnet wird.
Am Straßenrand parkte ein riesiger Möbelwagen. Und Ginny war so klein . . . Ich schauderte.
Ich dachte an die Kinder, dachte dankbar an jedes einzelne. Um ihretwillen würde ich mich zusammennehmen müssen, wenn ich es ihnen sagte. Keine Tränen, keine große Szene. Auch sie mußten unbedingt daran glauben, daß Gott uns Ginny zurückgeben würde.
Als wir bei Alice eintrafen, sagte ich ihr das wenige, was wir wußten. Alice ist winzig klein, aber ihre schönen Züge

haben etwas Entschlossenes und Sicheres. Bei unserem Bericht fiel alles Resolute von ihr ab, sie sah erschüttert und zerbrechlich aus und schloß sekundenlang die Augen. Wir standen einander so nah. Was wir durchmachten, zerriß ihr das Herz.

Die Kinder liefen zusammen, und ich sagte ihnen mit möglichst schlichten Worten, daß Ginny schwer verletzt sei, sehr schwer. Wir müßten alle ganz stark für sie beten.

So wild und albern Kinder oft sein können: wenn man sie wirklich braucht, halten sie stand.

Alice wollte uns zum Abendessen dabehalten, doch ich strebte unbedingt heim, um eine Weile mit den Kindern allein zu sein. Sie verstand mich, wie immer.

Wir führten die notwendigen Telefongespräche mit Dans und meiner Mutter. Dann warteten wir auf den Anruf des Arztes.

Mein Vater war noch nicht aus dem Büro gekommen. So schwer es mir fiel, es ihm selbst zu sagen: er sollte es von niemand anderem hören. Ich behielt das Haus meiner Eltern vom Küchenfenster aus im Auge, bis sein Wagen vorfuhr, und lief dann hinüber. Ich ging mit ihm ins Haus. Noch einmal versuchte ich, einfach und sachlich zu sprechen. Er schloß mich in die Arme, und ich kämpfte mit aller Kraft gegen das in mir aufsteigende Schluchzen. Ich war Vaters einzige Tochter, und wir standen einander besonders nahe. Für ihn war es ein schwerer Schlag. Später erst kam mir zu Bewußtsein, daß mir ja nur ein Kind verunglückt war, Dad aber zwei. Mein Bruder Joe hatte gerade seine Frau Nancy verloren, sie hatte Krebs gehabt. Und jetzt würde ich Ginny verlieren. Für mich war es nur eines meiner Kinder, aber für Dad hatte das Schicksal zum zweiten Mal zugeschlagen. Doch er ist abgeklärt und stark, und anstatt sich von seinen Gefühlen überwältigen zu lassen, sprach er mir Mut zu und schickte mich heim, um das Abendessen zu kochen.

Die Kinder aßen ernst und schweigsam. Ich gab mir Mühe, etwas zu mir zu nehmen, aber jeder Bissen blieb mir im Hals stecken wie trockene Watte. Dan ging es genauso.

Mein Vater und Dans Mutter kamen herüber, und es tat wohl, sich mit ihnen aussprechen zu können. Meine Mutter hatte Joeys Kinder zu sich genommen. Wir versprachen ihr, sie sofort anzurufen, wenn wir etwas hörten. Es war schwer, die Unterhaltung in Fluß zu halten. Als das Telefon klingelte, hielt ich den Atem an. Dan ging an den Apparat. Es war jedesmal irgend jemand, der das Neueste hören oder irgendwie helfen wollte.

Endlich rief Dr. Burstein an. Ginny lebte noch. Sie hatte jetzt dreieinhalb Stunden durchgehalten.

»Danke, mein Gott. Danke. Bitte hilf ihr weiter.«

Leider sagte sein Bericht nicht, nun würde alles gut. Er hatte ihr die Schädeldecke geöffnet, aber keine Blutgerinnsel gefunden. Er hatte die eingedrückten Knochen angehoben und die Splitter entfernt. Er gab aufrichtig zu, er wisse nicht, ob er ihr dadurch überhaupt geholfen habe. Sie hatte schwere Gehirnquetschungen. Die Chance stand noch immer eins zu einer Million, daß sie die Nacht überlebte, daran hatte er nichts ändern können. Ich klammerte mich an das Wort »Quetschungen«. Er hatte nicht gesagt, ihr Gehirn sei »zerstört«. Ich glaubte, gequetschte Zellen könnten eventuell wieder heilen, geschädigte oder zerstörte nicht mehr.

Dad wollte den Telefondienst übernehmen. Dans Mutter

kümmerte sich um die Kinder. Wir waren frei, sofort wieder ins Krankenhaus zurückzukehren.
Noch heute spüre ich, was für eine Anstrengung es war, vom Wagen bis zum Krankenhauseingang zu kommen. Doch eine Art schmerzhaftes Verantwortungsgefühl zwang mich vorwärts, als könne nur dadurch, daß ich bei ihr war, alles gut werden.
Als wir das Zimmer betraten, wurde plötzlich Realität, was bisher ein Alpdruck gewesen war. Was wir gehört hatten, stimmte. Hätte man mich aufgefordert, Ginny zu identifizieren, ich hätte es nicht gekonnt. Ihr Kopf war derart verschwollen und verbeult, daß sie keinerlei entfernte Ähnlichkeit mehr mit dem strahlenden Engel hatte, der heute morgen »Wiedersehn!« gerufen hatte und zur Schule gerannt war.
Das Aufgebot an medizinischen Apparaten war unglaublich. Ich wäre stehengeblieben, wo ich stand, hätte über sie gewacht und wäre vor Kummer fast verrückt geworden. Aber Dan war vernünftiger, er legte mir den Arm um die Schultern und führte mich aus dem Zimmer. »Du kannst ihr damit nicht helfen, daß du hierbleibst. Sie ist bewußtlos, sie merkt gar nicht, ob jemand da ist oder nicht. Wir stehen nur im Wege. Die anderen Kinder brauchen uns nötiger.«
Dan bedrückte etwas, was er schon wußte, ich aber damals noch nicht. Der Arzt hatte zu ihm gesagt: »Wenn Sie Ihre Tochter noch einmal lebend sehen wollen, kommen Sie sofort in die Klinik.« Ich ging aus dem Zimmer und wollte morgens wiederkommen. Dan blieb.
Die Schwestern sagten: »Wenn sich etwas ändert, rufen wir an.« Wieso ist es zartfühlender, das so auszudrücken,

anstatt zu sagen »wenn sie stirbt ...« Wir alle wußten doch, was auf dem Spiel stand. Doch das »wenn sich etwas ändert« schloß immerhin noch die schwache Möglichkeit ein, daß sie aufwachen und nach uns rufen könnte. Ich fürchte, ich war die einzige, die eine solche schwache Möglichkeit auch nur in Betracht zog.

Wir gingen zu dem anderen Mädelchen, das gleichzeitig mit Ginny überfahren worden war. Es war ein wunderhübsches Kind mit langen braunen Locken, die ihr jetzt schlaff und feucht herunterhingen. Der Schrecken stand ihr noch immer im Gesicht. Nun erfuhren wir endlich, daß sie Jeanne Berry hieß. Ihre Familie war erst kürzlich zugezogen. Es waren zehn Kinder, aber Jeanne war die einzige, die die St.-Christopher-Schule besuchte. Sie und Ginny gingen für gewöhnlich zusammen nach Hause. An den Unfall selbst konnte sie sich nicht mehr erinnern, wußte aber noch, daß ich mit ihr im Krankenwagen gefahren war.

Sie hatte ein Bein und das Schlüsselbein gebrochen und wurde gerade auf innere Verletzungen untersucht. Es sah aus, als wäre sie noch einmal gut davongekommen.

Ihre Auffassung war fast die einer Heiligen. Ihre eigenen Schmerzen regten sie nicht auf, sie war aber sehr besorgt um Ginny. Sie wollte sie unbedingt sehen, doch die Schwestern waren sich einig, daß Ginnys Aussehen sie nur erschrecken würde. Man stellte ihr eindringlich vor, daß man sie in ihrem Streckapparat nicht transportieren könne, und damit gab sie sich schließlich zufrieden. Ein merkwürdiges Kind: sie äußerte keine Klage und versprach, für Ginny zu beten.

Als wir nun wieder nach Hause kamen, hatten wir endlich Gelegenheit, uns hinzusetzen und mit John zu reden. Er war auf der anderen Straßenseite gegangen, als der Unfall passierte. Die Mädchen waren auf die Fahrbahn gelaufen. Er hatte Bremsen kreischen hören und gesehen, wie der Körper seiner Schwester über die Asphaltdecke schlidderte. Immer wieder sagte er: »Ich hab gedacht, die hört überhaupt nicht mehr auf, die rutschte immer weiter und weiter.« Er war zu ihr hingerannt und hatte gemerkt, daß sie schwer verletzt war. Es waren genug Erwachsene in der Nähe, die mochten sich um Ginny kümmern, er lief vernünftigerweise gleich nach Hause, um mich zu holen.

Er war noch immer ganz verstört, und es fiel ihm schwer, zusammenhängend zu berichten. John und Ginny waren vier Jahre auseinander und vertrugen sich manchmal ziemlich schlecht. Jetzt liebte er sie plötzlich mit verzweifelter Inbrunst. Immer wieder fragte er: »Warum ist sie bloß auf die Fahrbahn gelaufen?« Als ob wir uns das nicht auch fragten.

Es gab viele Versionen für das Geschehene. Einige der Kinder, die aus der Schule kamen, behaupteten, Ginny sei zu ihrer Großmutter hinübergelaufen. Meine Mutter war zu der Zeit fünfzehn Kilometer weit weg und hütete die Kinder meines Bruders. Dans Mutter arbeitete in der Nachbarstadt.

Auf der Straße fand man einen überfahrenen Kürbis. In einer Version hieß es, Ginny habe sich diesen Kürbis gekauft, um sich für Halloween eine Maske zu schnitzen. In einem anderen Bericht war von einer Tasche mit Schulfrühstück die Rede. So etwas besaß Ginny nicht.

Fest stand nur eins: Der Lieferwagen einer Gärtnerei hatte am Straßenrand geparkt. Ginny war, gefolgt von Jeanne, unmittelbar vor diesem Lieferwagen auf die Straße gelaufen, direkt vor den fahrenden Wagen.

Die Frage »Warum?« konnte uns keiner beantworten. Ginny war ein waches, vernünftiges Mädel. Etwas so Törichtes tat sie gewiß nicht. Noch unbegreiflicher war, wieso Jeanne ihr gefolgt war. Ginny befand sich auf der »falschen« Straßenseite der Grand Avenue, Jeanne nicht. Jeanne hatte noch einen halben Häuserblock zu gehen, dann war sie an der Ecke, an der sie abbiegen mußte. Der einzige vorstellbare Grund konnte nur sein, daß etwas die beiden erschreckt hatte. Was nur hatte sie so kopflos gemacht? Es wird vermutlich nie geklärt werden.

Unsere Anwälte hatten uns gebeten, nicht mit dem Lastwagenfahrer zu sprechen. Es war klar, daß der Unfall ein gerichtliches Nachspiel haben würde, und es war nicht ratsam, mit ihm Kontakt aufzunehmen. Dabei hätte ich es nur zu gern getan. Bei dem Kummer, den wir empfanden, konnte ich mir gut vorstellen, wie es in ihm aussah. Ich hatte erfahren, er hätte selber Kinder. Ich hoffte nur, daß er Ginny jetzt nicht haßte.

Seine Frau schien sich in der gleichen Aufregung zu befinden, und man hatte sie offenbar nicht vor etwaigen juristischen Folgen gewarnt: sie rief mich an. Als sie ihren Namen nannte, konnte ich sie zunächst gar nicht unterbringen. Da erklärte sie mit verblüffendem Mut: »Ich bin die Frau von dem Mann, der den Lastwagen gefahren hat.«

In aufrichtigem Mitgefühl fragte ich sie: »Wie geht es ihm denn?« Sie erzählte, er sei tief erschüttert und noch immer ganz durcheinander. Nach ihrer Stimme zu urteilen, war sie es auch. Sie habe mir nur schnell sagen wollen, er hätte alles getan, um das Unglück zu verhüten, aber Ginny sei ihm direkt vor den Kühler gelaufen, und er habe den Wagen nicht mehr rechtzeitig zum Stehen bringen können. Es

täte ihm alles furchtbar leid, aber es wäre nicht anders gegangen. Dies zu formulieren bereitete ihr augenscheinlich Qualen.
Ich versicherte ihr, wir hegten keinerlei Groll gegen ihn. Er solle sich zusammenreißen und wieder an die Arbeit gehen, um seinetwillen, ihretwillen und der Kinder willen.
Als ich Dan von dem Telefonat erzählte, sagte ich ganz aufrichtig: »So schwer auch alles für uns ist, um nichts in der Welt möchte ich mit ihm tauschen!«

Ich rief Dr. Metcalf an. Er war seit über zwanzig Jahren unser Hausarzt, ein freundlicher, väterlicher Mann, ganz und gar der Typ des aufopfernden »Onkel Doktors«. Manche Leute sprechen von einem praktischen Arzt mit leichter Herablassung. Sie meinen, man müßte wegen jeder Kleinigkeit einen Spezialisten aufsuchen. Ich konnte ihnen nie beipflichten. Ich hatte restloses Vertrauen zu Dr. Metcalf. In den meisten Fällen behandelte er selbst, und wurde er wirklich einmal mit etwas nicht recht fertig, so überwies er uns an einen Spezialisten.
Beim Ausfüllen der Aufnahmeformulare hatte ich seine Adresse angegeben, doch erst jetzt, sechs Stunden nach dem Unfall, konnte ich mich am Telefon mit ihm aussprechen. Er hatte Ginny immer besonders gern gehabt. Ich sah ihn noch vor mir, wie er sie als Baby auf dem Schoß hatte und mit ihr spielte. Auch er wußte mir nichts Ermutigendes zu sagen und meinte seufzend: »Ja, Mary, so leid es mir tut, es steht sehr schlecht. Wir müssen weiter hoffen. Wir werden sämtliche Spezialisten zuziehen, die wir brauchen. Aber

ich möchte Ihnen nur sagen, daß sie bei den Ärzten vom South Nassau Krankenhaus in den denkbar besten Händen ist. Was geschehen kann, wird für sie getan werden.«
Ich dankte ihm. Ich hatte so großes Vertrauen zu ihm, daß er mit diesen wenigen Worten all meine Zweifel ausräumte, ob Ginny vielleicht woanders größere Überlebenschancen gehabt hätte. Ich wußte, wenn sich »etwas veränderte«, dann lag es bestimmt nicht an der Betreuung.
»Bitte, lieber Gott, bitte ...«

An diesem Abend waren die Kinder schwer zur Ruhe zu bringen. Jedes sprach ein besonderes Nachtgebet für Ginny, einige schluchzten dabei leise vor sich hin. Celia schlief mit Ginny in einem Zimmer. Als ich zum Gutenachtsagen zu ihr kam, störte uns das leere Bett so sehr, daß ich sie an der Hand nahm und durch die Diele zu Theresa und Bernadette hinüberführte, damit sie bei ihnen schlief. Auch für mich war es leichter, dieses Zimmer völlig auszusparen. Celia war bei ihren Schwestern gut untergebracht.
Dans Mutter hatte das Baby gefüttert. Mein Vater half den Kindern beim Aufräumen und Abspülen. Einer von Dans Brüdern und mehrere Nachbarn kamen. Es muß ihnen schwergefallen sein, doch es tat gut, sie bei uns zu haben. Die Zuversicht, Liebe und Fassung, die von jedem von ihnen ausging, sind unvergessen.
Ständig klingelte das Telefon. Ich fürchtete immer noch einen Anruf aus der Klinik, und jedesmal stockte mir das Herz.
Immer ging Dan an den Apparat. Jede Unterhaltung verstummte. Es war immer das gleiche: »Ja, sie lebt noch ...

wir wissen natürlich noch nichts ... wenn sie die Nacht übersteht, ist es ein gutes Zeichen ... Sie liegt in einem Dämmerzustand ... nein, wir wissen nicht, ob sie noch andere Verletzungen hat. Alles hängt davon ab, wie ihr Kopf ...«

Den ganzen Abend ging es so weiter. Manche entschuldigten sich für ihren Anruf, glaubten uns zu »stören«, doch all diese Anrufe gaben uns einen gewissen Auftrieb. Jeder versprach zu beten, Messen lesen zu lassen, seine Kinder, die Schüler der Schule beten zu lassen. Es läutete an der Haustür, ein Telegramm wurde abgegeben »Sind mit unseren Gebeten bei Ihnen, R. H. J. H.«. Das waren die Anfangsbuchstaben des Namens von Hochwürden Monsignore Richard H. J. Hanley, dem Herausgeber unseres Diözesanblattes. Nach kurzer Zeit waren es buchstäblich Millionen von Gebeten, die man uns widmete.

Gegen zehn Uhr abends kam noch ein Anruf. Dan ging an den Apparat, aber irgend etwas war anders. Alles lauschte gespannt. Verstohlene Blicke wurden mir zugeworfen, die ich nicht erwidern konnte. Ich starrte auf den Fußboden und betete inbrünstiger denn je. Diesmal hieß es bloß »Ja – o nein, ja, gut.« Ich nahm bestimmt an, es sei die Klinik, und alle Anwesenden fürchteten das gleiche.

Doch es war nur seine Schwester. Sie war Krankenschwester in einem unserer Krankenhäuser, und mehrere ihrer Freundinnen taten Dienst im South Nassau. Sie hatte eben mit einer von ihnen gesprochen, die von Ginnys Fall wußte. Es gab nichts Neues, nur eine Bestätigung der von den Ärzten geäußerten Meinungen. Es sah schlecht aus.

In meiner Erleichterung darüber, daß es nicht die Klinik gewesen war, lachte und weinte ich gleichzeitig. Sie lebte noch. Sie hatte noch eine Chance.

Es wurde spät. Jeder mußte morgen früh aufstehen und zur Arbeit fahren. Unsere Freunde verließen uns und baten darum, gleich angerufen zu werden, wenn wir etwas hörten.

Zum erstenmal seit dem frühen Nachmittag waren wir miteinander allein. Wir waren beide völlig erschöpft, brachten es aber nicht über uns, schlafen zu gehen. Alles war gesagt. Dan drehte das Fernsehen an. Er blickte auf den Bildschirm, doch er sah und hörte nichts.

Wenn ich mir Sorgen mache oder mich aufrege, kann ich mich besser zusammennehmen, wenn meine Hände beschäftigt sind. Es stand noch ein voller Korb mit Bügelwäsche herum. Den arbeitete ich auf – bis zwei Uhr früh.

Arbeit ist die beste Therapie. Wenn einen so schweres Leid bedrückt, sollte man erst dann zu schlafen versuchen, wenn man körperlich vollkommen erschöpft ist und nicht mehr denken kann. Lockert man die eiserne Selbstbeherrschung, so steigt der Schmerz vom Herzen in den Kopf hinauf und fließt über, dabei belastet man andere, die in einer solchen schrecklichen Lage bereits bedrückt genug sind und nicht unseren Kummer zusätzlich tragen können. Es ist besser, man verschließt ihn tief in sich.

Wir horchten die ganze Nacht. Gott sei Dank: Das Telefon klingelte kein einziges Mal.

4. Kapitel

Um sieben Uhr früh riefen wir im Krankenhaus an. Normalerweise werden Auskünfte über Patienten nur von der Zentrale erteilt. In Anbetracht des besonderen Falles verband man uns gleich mit der Kinderstation. »Die Nacht hat sie überstanden, und sie hält weiter durch«, sagte die Schwester. »Kommen Sie, wann immer Sie wollen. Sie brauchen sich nicht an die Besuchszeiten zu halten.«
Kinder sind herrlich: Das Schönste an jeder Tragödie ist die Möglichkeit, die Schule zu schwänzen. Wir überlegten und beschlossen, daß es doch für alle das beste sei, wenn jeder seine Pflicht täte. Dan fuhr sie zur Schule, ein wenig später als sonst, damit nicht noch vor Beginn des Unterrichts unnötig über Ginnys Unfall geredet wurde.
Alice kam herüber, um Roberta und Celia zu versorgen. Dan und ich fuhren ins Krankenhaus. Das Pflegepersonal der Kinderstation bestand zwar aus Fachleuten, doch aus den zartfühlendsten und taktvollsten, denen ich je begegnet bin.
Ginny war verlegt worden: Sie hatte jetzt ein Einzelzimmer, und nur eine Glaswand trennte es vom Schreibtisch der

Stationsschwester. Sie wurde ständig überwacht.
Wir betraten das Zimmer und griffen nach ihrer Hand. Sie war eiskalt. Weil ihre Zunge angeschwollen war und ihre Mundhöhle völlig ausfüllte, hatte man ihr noch in der Ambulanz einen Luftröhrenschnitt gemacht. Sie atmete pfeifend durch die Öffnung in ihrer Kehle. Sauerstoff wurde ihr direkt in die Luftröhre geleitet. Sie war an ein ganzes Arsenal von Intensiv-Pflegegeräten angeschlossen, eine Absaugvorrichtung in der Nase, einen Katheter, intravenöse Schläuche.
Sie lag auf einer »Kühlunterlage«, einer doppelten Lage von gestepptem Plastik, zwischen deren Bahnen ein Gitter aus Röhren lief. Eine mechanische Pumpe pumpte ein Kühlmittel durch die Röhren und zurück in den »Eisschrank«, der die erforderliche Temperatur hielt. Wenn die Körpertemperatur niedrig gehalten wird, benötigt das Gehirn weniger Sauerstoff. Selbst auf die Gefahr einer Lungenentzündung hin mußte man sie kühl halten. Jedes Bekleidungsstück würde den Körper wärmen und mußte daher wegbleiben. Die Kühlunterlage war von einem gewöhnlichen Laken bedeckt. Ihre einzige Decke war ein Moltontuch wie für ein Neugeborenes.
Ständig war eine Schwester bei Ginny, kontrollierte sämtliche Apparate und überwachte ihre Lebensfunktionen. Ihr Blutdruck wurde so oft gemessen, daß man ihr die Manschette gar nicht erst vom Arm nahm.
Das kleine Körperchen lag vollkommen regungslos. Mit dem Helm aus Verbänden sah ihr Kopf riesenhaft aus. Das Gesicht war verschwollen. Das linke Auge war von der Braue bis zur Mitte der Wange ein einziger Bluterguß. Die Lider waren geschlossen, und nur manchmal lief ein schwa-

ches Beben über sie hin. Die rechte Gesichtshälfte von der Stirn bis hinunter zum Mund war bis aufs rohe Fleisch abgeschürft. Knöchel und Handgelenke waren bis auf den Knochen durchgescheuert. In dem Plastikbeutel des Katheters war Blut: sie blutete auch innerlich.

Ständig kamen Ärzte und untersuchten sie. Es waren ihre behandelnden Ärzte, doch es kamen auch andere, die nur von ihrem Fall gehört hatten und sich selber orientieren, sich ein Bild machen wollten von diesem Kind, das wie durch ein Wunder immer noch lebte. Von jedem der neu hinzutretenden Ärzte erhofften wir uns ein bißchen Ermutigung, ein bißchen Zuversicht, ein Wort der Hoffnung, daß sie vielleicht doch durchkäme. Aber es hieß immer nur: »Wir müssen abwarten.«

Ein Krankenbesuch bei einem Kind, das bewußtlos ist, geht fast über Menschenkraft. Man kann nichts tun, nicht helfen. Man steht da und sieht es an, und dabei bricht einem fast das Herz. Sie war fachmännisch und hervorragend versorgt, und mir kam alles so kompliziert vor, daß ich Angst hatte zu stören. Sie war hilfloser als ein Neugeborenes. Sie konnte die Augen nicht aufschlagen, konnte ohne Hilfe weder atmen noch sich bewegen. Sie hatte nicht einmal Kontrolle über die eigene Körpertemperatur.

Wir gingen den Gang entlang zu Jeanne. Als sie am Morgen aufwachte, wußte sie nicht mehr, wie sie ins Krankenhaus gekommen war, und hatte auch vergessen, daß ich mit ihr im Krankenwagen gefahren war. Ihre Mutter hatte schon mit ihr gesprochen und versucht, etwas mehr über den Unfall zu erfahren. Jeanne gab sich große Mühe, ihr zu helfen, doch es erwies sich, daß der Schock alle Einzelheiten bei ihr ausgelöscht hatte. Damit war unsere größte

Chance dahin, zu erfahren, warum die beiden Kinder auf die Fahrbahn gelaufen waren. Vielleicht gab es auch gar keinen Grund. Vielleicht war es sogar besser, daß wir es nicht wußten.

Wieder erwies es sich als großer Segen, daß wir so viel zu tun hatten. Wir gingen nach Hause. Bei acht Kindern geht das Waschen und Bügeln nie aus. Dabei verging die Zeit schneller, und bei der Vorstellung, etwas Nützliches zu tun, wurde mir leichter ums Herz.

Die Nachbarn kamen, versorgten das Baby, halfen mir bei der Arbeit und redeten mit mir. Ein Problem wird leichter, wenn man darüber reden kann. Und es fällt leichter, mutig zu sein, wenn man Gesellschaft hat.

Viele unserer Nachbarn kannte ich seit meinen Kindertagen. Ich wuchs mit der Tochter einer Frau auf, die noch immer ein paar Häuser entfernt von uns wohnte. Sie mochte meine Kinder gern und schaute oft auf einen Schwatz zu mir herein. Unser gemeinsames Thema war der Garten: sie schenkte mir oft Pflanzen, die bei ihr schneller wuchsen, als sie bei mir verkümmerten. Die Kinder liefen häufig zu ihr hinüber, um sie zu besuchen. Vor wenigen Wochen erst hatte sie Ginny und Bernadette zusammen mit ihren Enkeln ans Meer mitgenommen.

Sie läutete an der Tür. Gott weiß, was es sie gekostet haben mag, zu kommen. Ihr Gesicht war beherrscht und voller Mitgefühl. Sie hatte einen Sohn in Ginnys Alter verloren. Ihr hatte man erzählt, Ginny sei tödlich verunglückt. Nun mußte sie zu mir, und wenn es ihr fast das Herz brach.

Obwohl noch keineswegs sicher war, daß Ginny durchkommen würde, war sie erleichtert und dankbar zu hören,

daß noch Hoffnung bestand. Sie hatte mit mir trauern wollen, nun konnte sie mich trösten und ermutigen.
Ein Ehepaar aus der Nachbarstadt rief an. Die beiden hatten von Ginnys Unfall gehört und wollten uns dadurch Mut zusprechen, daß sie uns erzählten, auch ihr Dreijähriger sei vor einem halben Jahr von einem Auto angefahren worden. Seine Verletzungen waren die gleichen, seine Genesungschancen etwa auch. Die gleichen Ärzte hatten operiert. Er hatte sogar im gleichen Zimmer gelegen, in dem Ginny jetzt lag. Und jetzt ging es ihm schon allmählich besser.
Sie wollten nicht aufdringlich sein, doch es würde uns vielleicht helfen, zu wissen, daß ihr Junge durchgekommen sei.
Das war der erste echte Hoffnungsstrahl. Sie forderten uns auf, sie jederzeit anzurufen. Die Genesung ihres Jungen war zwar keine Garantie dafür, daß es Ginny ebenso gehen mußte, aber die Erfahrung dieser fremden Menschen war uns doch eine Stütze.
Nachmittags und abends fuhren wir wieder in die Klinik. Es war jedesmal eine Enttäuschung, ins Zimmer zu treten und Ginny immer noch unverändert vorzufinden. Ich begriff allmählich, daß sie nicht plötzlich und überraschend zu sich kommen würde, und fing an, nach winzigen Anzeichen dafür zu suchen, daß es ihr schon ein wenig besser ging.
Ich fand keine. Sie lag ganz still und ganz kalt da. Ihr Atem ging schwer und schnell. Sie schien verzweifelt um ihr Leben zu kämpfen – und hatte doch so wenig einzusetzen.
Wieder blieben wir die ganze Nacht wach und warteten

auf einen Anruf ... Wieder kam er nicht. Um sieben Uhr morgens fragten wir in der Klinik nach: Ginny hatte eine weitere Nacht überlebt.

Sobald wir fort konnten, fuhren wir wieder zu ihr. Meine Hoffnung war jetzt stärker denn je. Erst hatte es geheißen, sie könne schon die erste Nacht nicht überleben, nun hatte sie schon die zweite überlebt. Sicherlich würde ich heute morgen irgendein ermutigendes Anzeichen entdecken. Ich wartete nicht auf den Lift, sondern rannte die Treppe hinauf und betrat hastig ihr Zimmer.

Nichts hatte sich verändert. Die Ärzte waren noch genauso zurückhaltend und wollten uns keine Hoffnungen machen. Sie konnten uns wieder nur sagen, man könne nichts wissen, wir müßten eben abwarten.

In der Halle trafen wir Dr. Metcalf. Ich hatte mich darauf verlassen, daß er uns als unser langjähriger Freund vielleicht Auskünfte geben würde, die uns die Spezialisten vorenthielten, aber auch er wußte nichts Neues. Teilnehmend sagte er zu uns: »Sie müssen auch an sich selber denken. Halten Sie die Ohren steif, Mary.«

Wir fuhren heim, aßen eine Kleinigkeit zu Mittag, und ich versuchte, den Haushalt einigermaßen zu bewältigen, ehe die Kinder aus der Schule kamen. Ich dachte unaufhörlich an Ginny. Sie hatte sich so abgemüht, bis jetzt durchzuhalten, sie mußte einfach wieder gesund werden. Bis jetzt waren achtundvierzig Stunden seit dem Unfall vergangen.

Das Telefon klingelte. Es war das Krankenhaus. Wie konzentriert, wie inbrünstig kann ein Stoßgebet in der einen Sekunde sein, die zwischen »hier ist die Kinderstation ...« und dem ersten Satz liegt! Ginnys Lunge war zusammen-

gefallen. Sie mußten ihr einen Tubus in die Brust einführen. Ob wir dazu unser Einverständnis gäben?
Dan arbeitete zu Hause in seinem Zimmer. Als ich ihm von dem Anruf berichtete, versuchte ich mir einzureden, daß sie immerhin noch lebte, obwohl es nicht gut geklungen hatte.
Wir fuhren sofort los. Die Fahrt kam uns lang vor. Der kurze Weg vom Wagen zum Eingang noch länger. Die Treppe schien mir heute ungeheuer steil: Bei jeder Stufe fuhr es mir wie ein Messer durch die Brust.
Als wir eintrafen, war die Luft durch das Rippenfell abgeleitet und die Lunge wieder aufgeblasen. Alle beobachteten gespannt. Die Lunge hielt!
Gestern hatte Ginny mühsam und keuchend geatmet. Ich hatte das in meiner Unwissenheit für ein Zeichen ihres Überlebenskampfes gehalten, als Zeichen der Kraft in all ihrer Schwäche. In Wahrheit hatte sie verzweifelt gegen die Luft angekämpft, die ihr langsam den Brustraum füllte.
Seit der Thorax drainiert war, atmete sie leicht und mühelos. Das hohle Keuchen hatte aufgehört. Und endlich ließ man auch uns ein klein wenig Ermutigung zukommen: Dr. Gelfand, der Thorax-Spezialist, äußerte die Meinung, wenn die Lunge durchhielte, hätte sie eine gewisse Chance, durchzukommen. Statt des ewigen: »Wir müssen abwarten«, sagte er diesmal mit einem Lächeln: »Ich glaube, sie wird es schaffen.« Er war der erste der Ärzte, der einen Hauch von Zuversicht an den Tag legte.
Wir fuhren heim. Unsere Hoffnungen waren neu gestärkt, unser Glaube erst recht. Die große Freude begann an meinen bis zum Zerreißen gespannten Nerven zu zerren. Seit dem Unfall hatte ich mich höllisch zusammengenommen. Nun entlud sich all diese angestaute Erregung. Ich ging in

mein Zimmer, machte die Tür hinter mir zu, legte mich aufs Bett und weinte.

Dan kam mir nach, er saß lange bei mir, und wir sprachen uns aus. Erst gestern Nacht war ich es gewesen, die zu ihm gekommen war. Da hatte ich ihn beruhigen können. Jetzt tröstete er mich. Wir würden uns gegenseitig helfen können, wenn unsere »Tiefs« abwechselten.

Irgendwie würden wir es durchstehen.

5. Kapitel

Die Schwestern pflegten Ginny mit unermüdlicher Sorgfalt, in der sich ihre Berufsauffassung auf das schönste ausdrückte. Ständig mußten sie sie umdrehen und massieren, damit sie sich nicht wundlag. Wieviel Geduld war nötig, um immer die gleichen Handgriffe zu tun. Ginny war so schwer hirngeschädigt, daß sie im Grunde gar nicht mehr hätte leben sollen. Doch da sie eine Chance hatte, durchzukommen, waren die Schwestern begeistert. Jede von ihnen schien ein persönliches Interesse an ihr zu nehmen, es war, als sei es ihr eigenes Kind, das da lag. Alle sprachen mit ihr, während sie sie versorgten, und erklärten ihr jede Maßnahme, als könne sie sie hören und begreifen. »So, jetzt meß ich deinen Blutdruck, schau mal, da am Arm. Spürst du es?« »Ich muß dir jetzt eine Spritze geben, aber das ist gleich vorbei!«

Sie erklärten uns, daß das Hörvermögen zuerst zurückkehrt. Wir sollten immer versuchen, mit ihr zu reden. Irgendwann würde sie uns hören, und bis dahin täte es ihr gut, einfach nur unsere Stimmen um sich zu haben.

Wir redeten. Es war nicht leicht. Was sagt man zu so einem

leblosen kleinen Bündel?
Wenn wir sie besuchten, erzählten wir ihr jedesmal, daß sie unter einen Lastwagen gekommen und schwer verletzt sei. Wir erklärten ihr alles, unermüdlich, ohne zu wissen, wann sie es aufnehmen und verstehen würde. Wir meinten, wenn sie erst zu sich käme, sollte sie wissen, was geschehen war und wo sie sich befand. Wir erzählten ihr, sie sei im gleichen Krankenhaus, in dem man ihr damals die Mandeln herausgenommen hatte. Ärzte und Schwestern gäben sich die größte Mühe und wollten sie wieder gesund machen. Es würde alles wieder gut.
Am dritten Morgen hatte sich Dans Büroarbeit derart angehäuft, daß er einfach die Zeit nicht mehr erübrigen konnte, Ginny tagsüber zu besuchen. Es wäre eine so starke seelische Belastung, sie zu sehen, daß er meinte, es sei besser, ich ginge nicht allein in die Klinik. Alice hatte Zeit und fuhr mit. Ich wußte, was ich zu erwarten hatte, fürchtete aber, für sie würde es schwer werden. Sie war einmal Schwester gewesen und hatte gewiß Patienten in diesem Zustand gesehen, aber es ist etwas so gänzlich anderes, wenn einem jemand nahesteht.
Wir gingen zu ihr ins Zimmer. Alice stellte sich ans Fußende des Bettes. Ginny lag regungslos da. Ich nahm sie an der Hand und rief sie leise an. »Ginny! Mami ist da!« Da sah Alice, daß sie den Fuß bewegte.
So sehr man auch hofft, sie hätte gehört und verstanden, muß man sich doch sagen, daß es eine bloße Muskelkontraktion war. Immerhin, es versetzte uns in freudige Erregung, während die Fachleute nur nachsichtig lächelten und meinten, möglich sei es, aber noch zu früh, um sicher zu sein.

Die Ärzte waren selbst erstaunt, daß Ginny es so weit geschafft hatte, wollten sich aber auf keine Prognosen einlassen. Einer der Ärzte sagte schließlich, therapeutisch sei alles nur Menschenmögliche geschehen – das Weitere läge jetzt bei Ginny und Gott.

An diesem Nachmittag kamen Schwester Agnes, Ginnys Lehrerin aus der ersten Klasse, und Schwester St. James, die Direktorin, ins Krankenhaus. Außer Ginny und Jeanne lag noch ein drittes Mädelchen dort, das auf einen möglichen Gehirntumor untersucht wurde.

Als Kinder kannten wir die Schwestern so gut wie nicht, man hatte uns weisgemacht, sie stünden außerhalb der Welt und blieben von ihr unberührt. Nie dachten wir daran, daß auch sie Angehörige und Freunde hatten, Sympathien, Antipathien und Ängste. Heute beginnt dieses »Image« zum Glück zu schwinden.

Schwester Agnes kam herein und sprach Ginny an, doch ihre Augen waren verschleiert, und ihre Stimme zitterte, als sie ihr von ihren Klassenkameradinnen erzählte, die alle nach ihr fragten und täglich beteten, daß sie bald wiederkäme.

Schwester Agnes war noch jung und eine heitere Natur. Schwester St. James war im Herzen jung geblieben, hatte aber ein paar Jahre Erfahrung mehr. Ginny so wiederzusehen, muß ihr sehr nahegegangen sein. Das entstellte Körperchen sah erbarmungswürdig und hoffnungslos aus. Sie ging nur bis an die Zimmertür und trat nicht ein. Ich bewunderte ihren Mut, daß sie überhaupt gekommen war.

Die Tage schleppten sich hin. Zwei-, dreimal täglich fuhren wir in die Klinik. Die intravenöse Nadel kam von Ginnys Arm ins Bein und dann wieder in den Arm. Sie hatte überall Stichverletzungen von den Spritzen. Sie verlor ständig an Gewicht. Man versuchte, ihr durch eine Nasensonde ein wenig Milch einzuflößen. Es war die einzige therapeutische Maßnahme, die mich anwiderte. Die Vorstellung, einem Kind Milch durch die Nase zu gießen, erregte in mir Brechreiz.

Da man offensichtlich mit einem anhaltenden Zustand der Bewußtlosigkeit rechnete, entschloß man sich, eine Gastroktomie vorzunehmen: eine Nährsonde wurde durch die Bauchdecke hindurch direkt in den Magen eingeführt. Dr. Noto, ein Kinderchirurg der Klinik, wurde zugezogen. Als sie die Nährsonde im Magen hatte, konnte der Schlauch aus ihrer Nase entfernt werden. Sie sah ohne das Ding entschieden besser aus.

Stündlich bekam sie nun eine Nährlösung, eine Art »Schnellfrühstück«, jedesmal nur dreißig Gramm, eine Menge, die langsam erhöht wurde, bis sie genügend Flüssigkeit aufnahm, um die Tropfinfusion durch die Vene abzusetzen. Jedesmal, wenn wieder ein Apparat aus dem Zimmer verschwand, war ein kleiner Sieg errungen.

Die Küche wußte offenbar nicht, daß diese vielen »Schnellfrühstücksgetränke« nicht durch den Mund eingeführt wurden. Sie führte rührend genau Buch darüber und wechselte die Sorten, damit sie nicht eine mehrmals hintereinander bekam, und wie über alles, sprachen die Schwestern auch darüber mit Ginny. »Mittags kriegst du heute Erdbeergeschmack«, sagten sie. »Was meinst du, ob dir das noch besser schmeckt als gestern die Schokolade?«

Die Lunge arbeitete wieder. Ginny bekam keinen Sauerstoff mehr. Nach dem Luftröhrenschnitt sah man an ihrer Kehle eine Metallplatte mit einem kleinen Loch in der

Mitte. Durch dieses Loch war ein gebogenes, etwa sieben Zentimeter langes Metallröhrchen in die Luftröhre gesteckt. Da es sich ständig mit Schleim füllte, mußte es in regelmäßigen Abständen abgesaugt werden. Dazu wurde ein kleiner elastischer Plastikschlauch in das Metallrohr bis zur Luftröhre geführt und der Schleim maschinell abgesaugt, so daß sie leichter atmen konnte. Wenn das gemacht wurde, reagierte sie mit einem kleinen Erstickungsanfall, krümmte sich abwehrend zusammen und zog Arme und Beine ein wenig an: ein weiteres Lebenszeichen.

Ich konnte nicht ständig auf sie einreden, das war zu anstrengend, dafür las ich ihr stundenlang vor. Ich hatte, als ich so alt war wie Ginny jetzt, von meinem Vater ein Buch mit Kinderversen bekommen. Die Seiten waren vergilbt und brüchig, und der Einband hatte sich abgelöst, so daß ich ihn mit Tesafilm wieder angeklebt hatte, allerdings aus Versehen verkehrt herum.

Ich las vertieft meine Verse und blickte plötzlich auf: Eine Schwester stand in der Tür und starrte erstaunt auf meinen Buchdeckel. Sie wußte zwar, daß ich eine schlimme Zeit hinter mir hatte, aber daß ich nun schon aus den Büchern verkehrt herum las, wunderte sie doch.

Es gab Zeiten, in denen schien mir Ginny ruhiger, andere, in denen sie unruhiger war, im Vergleich zu den Perioden, in denen ein voll bewußter Mensch schläft oder wacht. Während des Vorlesens dachte ich manchmal, ob sie das nicht zu sehr anstrengte, und ich lieber aufhören sollte. Dann hielt ich inne und sagte: »Ginny, wenn du möchtest, daß ich weiterlese, wackele ein bißchen mit dem Bein.« Manchmal bewegte sie es.

Wenn sie nicht reagierte, wußte ich nicht, ob sie es nicht

konnte oder sich absichtlich nicht rührte, damit ich mit Lesen aufhörte.
Bald konnte sie die Glieder auf Befehl bewegen, nicht immer gerade dasjenige, worum ich bat, aber immerhin: es war eine Bewegung, und das geschah so häufig, daß ich sicher sein konnte, sie hörte und verstand mich.
Ärzte und Schwestern blieben skeptisch und erklärten mir, es könne sich genausogut um unwillkürliche Muskelkontraktionen handeln.
Was eine Mutter in ihrem tiefsten Herzen glaubt, ist noch lange kein medizinisch-wissenschaftlicher Beweis.

Schwester Agnes besuchte Ginny getreulich jede Woche. Sie brachte Kartengrüße mit, die Ginnys Klassenkameraden für sie gemalt hatten. »Gute Besserung« stand darauf. Ich las sie ihr vor und fragte mich allmählich, wie viele Jungen in Ginnys Klasse »Timmy« hießen, bis ich endlich begriff, daß die Klasse soeben das Wort »Timmy« buchstabieren gelernt hatte, und viele es auf die Karte schrieben, vielleicht um Ginny an den Lernfortschritten teilnehmen zu lassen.
Ich merkte deutlich, daß sie auf einige Namen stärker reagierte. Wenn ich sie las, bewegte sie manchmal schwach Arme und Beine. Ich teilte die Karten in zwei Häufchen, und als die Schwester das nächste Mal kam, zeigte ich ihr diejenigen, die bei Ginny offenbar etwas auslösten. Sie sah sie sich an und schien meine Zuversicht zu teilen. Die ausgewählten Karten waren sämtlich von Kindern, die in der Klasse in ihrer Nähe saßen.
Ihr rechtes Auge, das weniger verletzte, begann sich einige

Tage nach dem Unfall zu öffnen, drehte sich aber haltlos nach außen. Als sie es endlich geradeaus richten konnte, starrte es blicklos ins Leere. Und doch gab es jetzt manchmal Momente, in denen wir meinten, sie sehe.

Das linke Auge war noch verschwollen, aber das Schwarzrot verwandelte sich an den Rändern der Quetschung schon in Grün und Gelb.

Wir beobachteten geringe, aber stetige Fortschritte. Daran, wie sie aussah, hatten wir uns gewöhnt. Erst als wir die übrige Familie zu Besuch mitbrachten, wurde es wieder schwieriger. Wir sprachen stets davon, daß es ihr »besser« ginge, aber wer sie zum ersten Mal sah, erschrak natürlich furchtbar. Doch ich habe eine bemerkenswert mutige Familie: Die Kinder kamen ein zweites Mal. Danach fühlte sich jeder schon recht ermutigt. Es ging Ginny wirklich langsam besser: Man brauchte nur ihren gegenwärtigen Zustand mit dem von gestern zu vergleichen!

Als Folge des Koma waren bei Ginny sämtliche Sehnen in Armen und Beinen verkrampft, sie hielt die Arme vor der Brust, die Fäuste geballt und die Handgelenke nach innen umgeschlagen. Ihre Knie waren angewinkelt, die Füße ausgestreckt, die Zehen zeigten nach unten in einer Stellung, die als »Fallfuß« bekannt ist.

Holzblöcke wurden gebracht, in eine Decke gepackt und ans Fußende des Bettes geschnallt. Jedesmal, wenn man sie umbettete, wurden ihr die Beine gestreckt und die Füße eng an diese Blöcke gedrückt, um sie im rechten Winkel zu halten. Ihre Fäuste waren so fest geschlossen, daß sie sich die Fingernägel in die Handflächen bohrte. Dicke Rollen Gazebinden wurden ihr in die Hände gebunden, um die Finger in halb ausgestreckter Stellung zu halten.

Sie bewegte sich jetzt häufiger, hauptsächlich infolge unwillkürlicher Muskelkontraktionen, zum Teil – wie ich glaubte – infolge von bewußten Willensregungen. Nichts an ihr blieb eine nennenswerte Zeit hindurch in der gleichen Stellung, das machte die tägliche Betreuung noch umständlicher: die Handpolster mußten immer wieder festgebunden, die Beine immer von neuem ausgestreckt, die Füße angestemmt werden. Die Sehnen durften auf keinen Fall schrumpfen.

Dr. Holtzmann, der Chef der Versehrtenabteilung, wurde um ein Urteil gebeten. Ich sprach ihn bei dieser Gelegenheit nicht und erfuhr viel später, daß er schwere Bedenken hinsichtlich Ginnys völliger Wiederherstellung geäußert hatte. Doch war er dafür, daß eine Heilgymnastin mit ihr arbeitete.

Sie hieß Raleigh Johnston und sollte zweimal täglich kommen. Vom ersten Augenblick an, als ich sie kennenlernte, mochte ich sie gern. Sie war ein wunderhübsches junges Mädchen mit dem Gesicht und der Geduld eines blonden Engels. Aus ihren Augen strahlte Zuversicht, und in ihrer Stimme schwang echte, aufrichtige Begeisterung.

Sie lockerte jedes Gelenk von den Zehen bis zum Hals, so weit es sich irgend bewegen ließ. Das sollte verhindern, daß Ginnys Glieder sich so versteiften, daß sie sie aus eigener Kraft nie mehr würde bewegen können. Sie zeigte mir, wie ich diese Übungen mit ihr machen konnte, und schenkte mir damit etwas sehr Wesentliches: endlich konnte ich etwas Positives zu Ginnys Genesung beitragen.

Ich machte die Übungen nun bei jedem Besuch im Krankenhaus mit Ginny. Oft hatte ich Angst, ihr die total verkrampften Gelenke auszurenken. Manchmal probierte ich

es erst einmal am eigenen Arm, um festzustellen, ob man eine Schulter tatsächlich so weit bewegen konnte, ehe ich bei Ginnys Schulter Gewalt anwendete.
Nach zwei Tagen wurde deutlich, daß die Übungen eine Verformung von Ginnys Armen und Beinen nicht verhindern würden. Zwei Orthopäden, die Ärzte Dr. Linwood und Kozinn, kamen, um sie zu untersuchen. Ich war gerade nicht da, und sie gaben ihre Anweisungen den Schwestern. Am folgenden Tag wurden ihr vier »leichte Gipsverbände« gemacht, um Hand- und Fußgelenke in der richtigen Lage zu fixieren.
Als ich am nächsten Morgen kam, hatte ich vergessen, daß Dr. Linwood sicherlich etwas Neues angeordnet hatte. Ich war erfüllt vom »neuen Mut des neuen Tages«, und als ich den ersten Blick auf Ginny warf, war mir, als führe mir ein Messer ins Herz. Es wurde einer der schlimmsten Tage für mich. Vielleicht, weil ich innerlich nicht darauf vorbereitet und nicht gegen das gewappnet war, was ich nun sah. Sie bot einen so jämmerlichen Anblick, daß ich die Zähne zusammenbeißen mußte.
Nun konnte sie Arme und Beine kaum noch rühren. Je länger ich die gräßlichen Marterwerkzeuge ansah, desto riesenhafter kamen sie mir vor. Ich brachte kein Wort zu Ginnys Begrüßung heraus, ich wußte, daß meine Stimme brechen und ich dann anfangen würde zu weinen. Sie durfte nicht merken, daß meine Zuversicht nun ihre Grenze erreicht hatte. Ich trat an ihr Bett und nahm ihre Hand in die meine. Mein Herz schrie: »Ginny, o Ginny, wird es denn nie ein bißchen leichter werden für dich?«
Schließlich hob ich ihr das eine Bein an. Der Gips war hart und kalt. Medizinisch gesehen war es wohl ein »leichter«

Gipsverband, aber für diese dünnen Beinchen schien es mir ein zu schweres Gewicht. Würde sie sich überhaupt noch rühren können, wenn sie solche Lasten mitzerren mußte.
Ganz unerwartet trat ein guter Freund von mir ins Zimmer, ein Kapuzinerpater. Er wollte eigentlich zu Ginny, aber mir war, als schicke ihn der liebe Gott, um mir Mut zu machen.
Er erblickte die Gipsverbände und meinte, niemand habe ihm erzählt, daß sie auch noch Arme und Beine gebrochen hätte. Ich erklärte ihm die therapeutische Bedeutung der Gipsverbände als Maßnahme, damit sie später wieder gehen konnte. Während ich es ihm erklärte, leuchtete es mir selber auch endlich ein.
Dieser kurze Augenblick des Zweifels, genauer gesagt der Ver-Zweiflung, ließ mich erkennen, welches Glück es ist, für alles den nötigen Glauben aufzubringen. Glaube ist ein unmittelbares Gottesgeschenk. Wäre es möglich, ihn einfach herbeizurufen, so hätte ich ihn an diesem Morgen haben müssen. Aber ich hatte ihn nicht.
Als Dr. Metcalf damals gesagt hatte: »Alles Nötige übernehmen Spezialisten«, ahnte ich nicht, von wie vielen Menschen er sprach. Es war eine unübersehbare Schar. Es gab drei Kinderärzte, vier Neurochirurgen, einen Thoraxspezialisten, einen Kinderchirurgen, zwei Orthopäden, zwei Urologen und einen Narkosearzt, der immer noch gelegentlich kontrollieren kam. Zählte man Dr. Metcalf dazu, so waren fünfzehn Ärzte mit ihr beschäftigt. Auch der Arzt, der damals in der Ambulanz Dienst getan hatte, sah zu ihr hinein, wann immer er sich auf unserer Etage aufhielt. Der Hauskinderarzt kam sie oft besuchen. Es gab sogar Ärzte, deren Namen ich nie erfuhr – die »sahen sich

die Geschichte bloß mal an«.

Als man Ginny anfangs den Kopfverband angelegt hatte, war ihr Kopf stark geschwollen gewesen. Da die Schwellung nachließ, rutschten ihr die Binden immer mehr auf die Augen herunter. Bald sah es wieder wie ein menschliches Gesicht aus, wirkte aber unter dem riesigen weißen Fußballhelm vergleichsweise winzig.

Als Dan und ich eines Abends zu ihr kamen, war eine verblüffende Veränderung mit ihr vorgegangen. Der Kopfverband war weg! Die Schwestern hatten ihn durch ein gestricktes weißes Baumwollmützchen ersetzt, das ihr etwas Koboldhaftes gab.

Wir wurden gefragt, ob wir uns ihren Kopf ansehen wollten. Das war schwer zu sagen: ja und nein! Die Mütze wurde abgenommen. Ich war erstaunt, wie glatt ihr Kopf aussah. Ein neuer Flaum war gewachsen. Alle Narben lagen innerhalb der Behaarungsgrenze und würden eines Tages bedeckt sein. Ihre Haut war immer noch schwarz, blau und gelb von den Quetschungen. Aber im allgemeinen war es besser, als ich erwartet hatte.

Unter ihrer Kopfhaut pulsierte es. Ich nahm allen Mut zusammen und strich ihr mit der Hand über den Kopf. Ihr Schädelchen fühlte sich an wie geborstener Stein. Es pulsierte dort, wo man beim Entfernen der Schädelsplitter die Löcher offengelassen hatte. Dr. Burstein versicherte mir, es sei ungefährlich und nicht nötig, sie mit einer Platte zu bedecken.

Ich war zwar erleichtert, daß sie nicht weitere Operationen durchmachen mußte, doch infolge dieser offenen Stellen kam sie mir noch zerbrechlicher und anfälliger vor.

Ich weiß nicht mehr genau, wann wir andere Leute davon

überzeugen konnten, daß sie hörte und verstand. Die Schwestern glaubten uns eher als die Ärzte, daß wir positive Reaktionen bemerkten. Manchmal leuchtete in dem einen Auge so etwas wie Begreifen auf. Und oft bewegte sie jetzt auf Aufforderung Arme oder Beine. Schließlich fand sich ein Arzt, der unsere Auffassung teilte, und ordnete an, daß man ihr einen Fernsehapparat ins Zimmer stellte. Sie konnte vielleicht wirklich hören, und da sollte sie auch etwas zu hören bekommen. Die Schwestern baten um eine Liste ihrer Lieblingssendungen und klebten sie an den Apparat, damit auch immer die richtigen Sendungen angestellt wurden.

Noch immer gab sie keinen Laut von sich, keinen Seufzer, kein Wimmern. Das Sprechzentrum befand sich genau dort, wo ihr Gehirn am schwersten beschädigt war. Aber ich redete mir weiterhin ein, es brauche eben länger zur Heilung.

Bei all dem Krach, den acht Kinder vollführen, war es beinahe paradox, daß ich an ihrem Bett stand und um einen Laut betete, um ein Wort, ein Grunzen – um eine Bestätigung, daß ihr überhaupt so etwas wie Stimme verblieben war.

Nach den Grimassen, die sie zog, zu schließen, war es sehr schmerzhaft, wenn mit ihren Gelenken extreme Bewegungen gemacht wurden. Das Schlimmste schien dabei das Dehnen der Kniebänder zu sein. Eines Tages, als die Heilgymnastin Ginnys Fuß wieder auf ihre Schulter legte und sich damit langsam aufrichtete, bis Ginnys Bein einen rechten Winkel zum Körper bildete, stieß Ginny einen leisen Schmerzenslaut aus. Binnen Sekunden liefen die Schwestern aus dem ganzen Stockwerk in Ginnys Zimmer zu-

sammen. Noch einmal schrie Ginny auf. Alle weinten, denn der Freudentränen schämt man sich nicht.
Wiederholt fragte ich Ärzte und Schwestern: »Woran merkt man eigentlich, wann sie aus ihrem Dämmerzustand erwacht?« Und stets erwiderten sie: »Das merken Sie eher als wir. Sie kennen sie besser als wir alle. Sie werden die Zeichen zurückkehrenden Bewußtseins am ehesten wahrnehmen.«
Ich hatte mir das Erwachen eines Menschen aus dem Dämmerzustand immer so dramatisch vorgestellt und gemeint, daß der Arzt triumphierend aus dem Krankenzimmer stürzt und ausruft: »Die Krisis ist vorüber!«
Offenbar war davon keine Rede. Ich hatte einige Anzeichen von erwachendem Verständnis bemerkt. Waren es die, die auch die Ärzte meinten? War sie schon wieder bei Bewußtsein und ihre ganze Schwäche nur die Folge ihrer Verletzungen? Wie sehr hätte ich mir gewünscht, daß jemand zu mir sagte: »Sie ist noch immer bewußtlos, die größeren Fortschritte werden erst noch kommen.« Doch keiner gab mir irgendeine Erklärung – im einen oder anderen Sinne.
Schließlich setzte Dr. Rosenzweig, der Kinderarzt, mir auseinander, daß die Heilung »wellenförmig« vor sich ginge. Eine kleine Regung des Bewußtseins, dann wieder ein Rückschritt. Eine neue Besserung auf einem anderen Gebiet. Es gebe Zeiten, da sei sie so gut wie »da«, in anderen wieder gänzlich ausgelöscht. Was ein volles Bewußtsein anginge, ein andauerndes, so ließe sich darüber gar nichts voraussagen. Es könne Tage dauern, auch Monate, das hinge hauptsächlich von der Dauer ihrer einzelnen Stabilitätsstufen ab – und über die wisse man zu wenig.
Da man es mir nun gewissermaßen überließ, klammerte

ich mich an die Vorstellung, sie sei noch im Dämmerzustand. Wir sahen die Quetschungen und geschundenen Stellen an Ginny heilen, doch was sich in ihrem Kopf abspielte, wußten wir nicht.

Auf Dans Bitte übersetzte Dr. Rosenzweig die medizinische Fachsprache für uns in eine Laiensprache.

»Sehen Sie, wie die Blutergüsse um die Augen zurückgehen? Das hat lange gedauert, ist aber jetzt deutlich zu sehen. Der gleiche Heilungsprozeß spielt sich im Gehirn ab. Es hat schwere Quetschungen erlitten und heilt genauso langsam wie die äußeren, sichtbaren Verletzungen. Wenn Sie den äußeren Heilungsprozeß genau ansehen, haben Sie eine ungefähre Vorstellung davon, wieviel im Inneren schon geheilt ist.«

Diese Erklärung ließ uns wieder hoffen, es würden sich weitere Besserungen zeigen. Ihre Augen sahen noch immer böse aus, da konnte es im Gehirn nicht anders sein. In diesem Köpfchen mußte noch vieles heilen, der größere Teil der Genesung würde also erst noch kommen.

Nach drei Wochen war die kleine Jeanne soweit, daß sie heimdurfte. Immer noch wollte sie Ginny sehen und meinte, da sie nicht mehr im Streckverband sei, könne sie sie besuchen. Es war unmöglich, ihr beizubringen, daß man Ginny nicht wirklich »besuchen« konnte. Für ein fremdes Kind, das noch dazu in den Unfall verwickelt gewesen war, mußte Ginnys Anblick und die an ihr vorgenommenen therapeutischen Maßnahmen so erschreckend wirken, daß Jeanne sich fürchterlich aufregen würde. Ihre Mutter, die Schwester und ich waren uns einig: sie durfte Ginny nicht sehen.

Kurz ehe Jeanne abgeholt wurde, bekam sie Besuch von

einer Freundin, die jedem Mädelchen im Zimmer eine Puppe mitbrachte. In der Aufregung ging eins davon heim, ohne ihre Puppe mitzunehmen. Jeanne war nicht entzückt von der Idee, jetzt »Zwillingspuppen« zu haben, sondern ließ sie durch die Schwester Ginny bringen.

Jeannes Freundin neckte sie und fragte: »Wenn ich jetzt die gute Fee aus dem Märchen wäre und könnte dir erfüllen, was du dir auf der Welt am meisten wünschst, was würde das sein?«

»Dann würde ich mir wünschen, daß Ginny wieder ganz und gar gesund wird.«

Danach fuhr sie heim und war betrübt, weil sie ihre Freundin nicht hatte sehen dürfen.

6. Kapitel

Einmal »ruhte« Ginny nachmittags länger als sonst. Ich saß an ihrem Bett, tief in Gedanken versunken. Wenn mich ein Problem ganz beschäftigt, starre ich ins Leere und runzele die Stirn. Eine der Schwestern, Diane Paquet, sah es, kam ins Zimmer, kontrollierte überflüssigerweise alles und setzte sich dann zu mir, um sich mit mir zu unterhalten.

Sie war noch unverheiratet, hatte aber eine sehr mütterliche Art, eine Mischung aus Nächstenliebe, Humor und gesundem Menschenverstand, mit der sie Ginny verschwenderisch bedachte. Im Moment jedoch hatte sie den Eindruck, ich hätte sie vielleicht noch nötiger. Sie verstand, wie schwer meine Lage war, wie leer mir das ewige »wir müssen abwarten« klingen mußte. Sie mahnte mich zur Geduld und fügte hinzu: »Gerade *weil* die Ärzte so pessimistisch sind, dürfen Sie nicht aufgeben. Um Ginnys willen müssen Sie weiterhin fest daran glauben, daß sie es schaffen wird.«

Zum Glück war es nicht einer meiner schwärzesten Tage. Soviel Ehrlichkeit hätte mich sonst vielleicht umgeworfen. Im Moment war ich nur völlig erschöpft und grübelte. Es tat mir gut, mit ihr zu sprechen und festzustellen, daß sie aufrichtig an Ginny hing. Sie machte mir Mut und redete dabei sich selbst gut zu.

Zum ersten Mal hatten wir so etwas wie begründete Hoffnung: die Lage war soweit normalisiert, daß Ginnys Lebensfunktionen nur noch jede volle Stunde kontrolliert wurden. Wie stark man doch die Dinge relativ betrachten muß: wäre sie nur leicht verletzt gewesen, und man hätte stündlich zu ihr hereingeschaut, wäre ich von der Notwendigkeit solch intensiver Wartung sehr erschreckt gewesen. Unter den obwaltenden Umständen war die gleiche Tatsache eher ermutigend als beunruhigend.

Nun waren es schon an die dreieinhalb Wochen, daß Ginnys Körpertemperatur durch die Kühlunterlage künstlich gedrosselt wurde. Das Baumwolltuch, das die Plastikdecke bedeckte, war immer klatschnaß vom Kondenswasser. Stündlich wurde Ginny »umgebettet«. Jedesmal mußten die Schwestern das ganze Bett neu beziehen. Sie wollten sie nicht auf etwas Feuchtem liegen lassen. Ihre Haut mußte geschützt werden. Sie sagten: »Schlimm genug, daß sie frieren muß, da soll sie nicht auch noch naß sein.« Es kostete unendliche Zeit, die viele Bettwäsche zu wechseln, doch sie taten es immer heiter und liebevoll. Keine Anstrengung war ihnen zu viel, wenn Ginny es dafür ein wenig behaglicher hatte.

Die Schwestern nahmen die Gründe für die »Eisdeckenbehandlung« scherzhaft und sagten, es müsse so gräßlich sein, auf der klammen, kalten Unterlage zu liegen, daß die Patienten lieber rasch gesund würden, als das noch lange auszuhalten. Eine Freundin von mir, die an einem Gehirntumor operiert worden war, bestätigte den Kern Wahrheit in dieser Neckerei. Auch sie habe man nach dem Eingriff auf so ein Ding gelegt, es sei tatsächlich fürchterlich. »Nie im Leben war mir so kalt! Die legen einen nur auf so etwas, damit man vergleichsweise seinen Kopf kaum spürt!«

Die meisten Schwestern waren jung, nur eine von ihnen eine Frau im Großmutteralter. Ginny wurde ihr ganz besonderer Liebling. Sie erwähnte sogar einmal, sie hätte Bedenken, sich zu innig an sie anzuschließen, aber so große Mühe sie sich auch gebe – das könne sie nicht verhindern.

Als sie Ginny eines Tages versorgte, kamen wir ins Gespräch. Sie schien in ungewohnt niedergedrückter Stimmung zu sein. Ihr Selbstvertrauen schien geschwunden, das begriff ich nicht. Sie war doch so tüchtig, und bei ihr kam zum liebevollen Eingehen auf den jeweiligen Patienten auch noch eine große Erfahrung. Sie und ihr Mann waren kinderlos, standen einander aber offenbar gerade deshalb besonders nahe. Vor einigen Jahren war er gestorben, und nun kam ihr das Leben manchmal ganz sinnlos vor.

Eines Tages fragte ich sie ganz ohne Umschweife: »Könnten Sie sich vorstellen, daß Sie auf diesen Platz gestellt werden, um Ginny das Leben zu retten?« Sie antwortete nicht direkt, doch so lange Ginny in der Klinik lag, hielt sie sich ein wenig aufrechter, und ihr Schritt wurde etwas elastischer. Das wichtigste im Leben ist eben, gebraucht zu werden.

Ginny war so schwer mit dem Kopf aufgeschlagen, daß ihre innere Wärmeregulierung in Unordnung geraten war. Die Maschine, die diese Funktion nun übernehmen sollte, mußte häufig neu eingestellt werden. Ihre Temperatur stieg und fiel, und sie normalisierte sich erst nach fünfundzwanzig Tagen.

Eines Morgens, als ich eintrat, war das Zimmer sonderbar still. Das Summen der »Kühlanlage« fehlte. Ich nahm ihre Hand in die meine: sie war warm. Zum ersten Mal nach fast einem Monat fühlte sie sich lebendig an.

Dieses erste Intervall war nur kurz. Ihre Temperatur stieg erneut an, und man mußte wieder kühlen. Doch jedesmal ein wenig kürzer.

Nach einigen Tagen kam eine der Schwestern, die Ginny so intensiv gepflegt hatten, mir auf dem Korridor entgegen und sagte strahlend: »Stellen Sie sich vor: jetzt ist sie seit beinahe sechs Stunden nicht mehr dran an dem Ding!«

Während wir miteinander den Gang entlanggingen, erzählte sie mir, sie hätte eine kleine Schwester in Ginnys Alter. Sie hatte den Ihrigen von Ginny erzählt, und das kleine Mädel hatte sich vorgenommen, ihre Erstkommunion am Sonnabend einzig und allein »für Ginny« zu empfangen.

An dem Sonntag wurde Ginny die Kühlunterlage für immer los.

Nach und nach wurden immer mehr Apparate entfernt. Mit das erfreulichste an diesem Fortschritt war, daß sie zum ersten Mal wieder einen Pyjama angezogen bekam. Schon die geringe Wärme der Baumwolljacke wäre bis dahin für ihren Körper zu viel gewesen.

Und noch etwas verschwand: der Wandschirm an der Tür. Da Ginny nun allmählich aufwachte, sollte sie auch wieder anfangen zu essen. Die freudige Aufregung, die Vorbereitungen, glichen denen zu einem riesigen Bankett.

Ihr Kopf neigte dazu, seitlich wegzurollen, die Halsmuskeln hatten nicht genügend Kraft, ihn aufrecht zu halten. Es wäre also fast unmöglich gewesen, zu schlucken. Wir stützten ihr den Kopf mit einem zusammengelegten kleinen Kissen. Das Bett wurde am Kopfende hochgekurbelt, bis sie beinahe saß. Als Serviette gab man ihr eine saubere Windel, die ihr hinter den Schultern festgesteckt wurde. Es sprach zwar keiner davon, doch man schien damit zu rechnen, daß sie alles sofort wieder erbrach.

Das »Essen« kam: ein Pappbecherchen Vanilleeis. Die Schwester nahm ein winziges Bißchen auf die Löffelspitze und legte es ihr auf die Zunge. Sie schluckte. Noch ein wenig: wieder ein voller Erfolg. Nach und nach aß sie beinahe einen ganzen Teelöffel Vanilleeis.

Ich war überglücklich. Beim Verlassen der Klinik traf ich eine Schwester aus dem Operationssaal. Ich mußte sie anreden und ihr unsere wundervolle Neuigkeit erzählen. Aber sie wußte sie schon. Sie sagte, das ganze Krankenhaus hätte fünf Minuten, nachdem Ginny gegessen hatte, davon gewußt. Sie war der Liebling aller geworden, die dort arbeiteten, von den Monteuren bis zu den Ärzten sorgte sich jeder »um die kleine Schwerverletzte«, erkundigte sich nach ihr, und der kleinste Fortschritt stärkte ihre Hoffnung und Begeisterung.

Und wenn ich heimkam, begrüßten mich immer die anderen Kinder mit der Frage: »Was hat Ginny heute gemacht?«

Diesmal müssen sie es an meinem beschwingten Schritt und meinem Gesicht erkannt haben, daß ich gute Nachrichten brachte. »Ginny hat heute Eis gegessen!«

Bernadette war allmählich genauso skeptisch geworden wie die Ärzte, sie fragte zweifelnd: »Hat sie es wirklich mit dem Mund gegessen, oder haben sie es geschmolzen und ihr in diese Röhre reingetan?«

Thanksgiving Day würde in diesem Jahr schwer für uns sein: für meinen Bruder Joe und seine Kinder ohne Nancy, für uns ohne Ginny. Meine Eltern meinten, es sei wohl am besten, wenn wir alle zu ihnen zum Essen kämen. Das chaotische Durcheinander, das entsteht, wenn man zwei vielköpfige Familien mischt, erschwert den Überblick, wer da ist und wer fehlt.

Anschließend behielten Mom und Dad alle vierzehn Kinder bei sich, und Joe kam mit uns zu Ginny. Er sah sie zum ersten Mal, hatte aber gehört, daß es aufwärtsgehe. Er erzählte, wie ähnlich sich die einzelnen »Schübe« bei seiner Nancy abgespielt hatten, nur daß sie bei Ginny in umgekehrter Reihenfolge liefen: die arme Nancy ging dem Tode entgegen, Ginny entrann ihm allmählich.

In der ganzen schweren Zeit nahm ich mir an Joe ein Beispiel: Was für eine Geduld hatte er während des Leidens und Sterbens seiner Frau an den Tag gelegt! Immer war er optimistisch und heiter gewesen. Wenn Joe einen solchen Glauben und eine solche Selbstbeherrschung zeigen konnte, wo doch seine Hoffnungen von Tag zu Tag abnahmen, hatte ich, deren Hoffnungen von Tag zu Tag stiegen, kein Recht, zu verzweifeln.

Kurz vor Thanksgiving Day, etwa sechs Wochen nach dem Unfall, rieb ich Ginny mit einer Lotion ein, damit ihre Haut nicht wund wurde. Auf der Hinterseite eines Beins fiel mir eine kleine rote Pustel auf. Ich wußte nicht, wie es aussah, wenn sich jemand wundlag, und fürchtete mich, danach zu fragen.

Eine meiner Schwägerinnen hatte sich mit mir zum Lunch verabredet und wollte anschließend mit zu Ginny gehen. Ich sollte sie vom Bahnhof abholen und war etwas zu spät

daran, daher hatte ich keine Gelegenheit, eine der Schwestern wegen der Pustel anzusprechen.
Nach der anstrengenden Zeit, die hinter uns lag, war es herrlich, so gemütlich beim Lunch zu sitzen. Das dumme Pickelchen vergaß ich total.
Als wir wieder zu Ginnys Zimmer kamen, war die Tür zu. Die Oberschwester bat mich beiseite. (Die geschlossene Tür und der feierliche Ernst, mit der sie mich von den übrigen Besuchern trennte, erschreckten mich tief.) Sie begann ganz ruhig: »Mrs. Carson, ich muß Ihnen etwas sagen. Es tut mir sehr leid ... Ginny hat Windpocken.«
Ich hatte eine Todesangst ausgestanden, daß sie einen Rückfall erlitten hätte – oder Schlimmeres. Ich war so erleichtert, daß ich mich zusammennehmen mußte, um nicht laut herauszulachen. Die plötzliche Entspannung machte mich beinahe schwindlig.
Erst vor drei Monaten hatte mir eine der Schwestern auf der Entbindungsstation erklärt: »Wenn man ein krankes Kind hat, braucht es keineswegs die ganze Familie anzustecken! Man isoliert das Kind einfach, hebt Geschirr, Kleidung, Bettzeug etc. gesondert auf und hat dann eben nur das eine kranke Kind!«
Ich hatte mir ihre Belehrungen höflich angehört und mich gefragt, ob das auch funktionieren würde, wenn sie erst verheiratet wäre und das Haus voll eigener Kinder hätte. Es war ganz offenbar eine Lehrbuchtheorie, die in der Praxis nicht anwendbar war. Trotz aller klinischen Vorsicht übertrug ein ahnungsloser kleiner Patient seine Windpocken auf die gesamte Kinderstation, ehe jemand nur merkte, daß er sie hatte. Selbst zu den isolierten Patienten drangen sie durch, wo doch »Geschirr, Bettzeug, Klei-

der etc. gesondert untergebracht waren«. Dr. Ronis erzählte mir von einem Fall, wo sich Windpocken durch die Heizungsröhren über sämtliche vier Stockwerke eines Krankenhauses verbreitet hatten.
Wenn es an diesen Windpocken überhaupt etwas Erfreuliches geben konnte, dann das eine, daß Ginny nicht ganz bei sich war und deshalb unter dem Juckreiz nicht so litt wie ein normaler Patient. Ich machte eine dahingehende Bemerkung zu Dr. Gelfand, und der sagte: »Ach, ich wollte lieber, ihr Gehirn wäre wieder in Ordnung, dann dürfte sie sich ruhig kratzen!«
Nachdem wir uns gründlich gewaschen und sterile Kleidung angezogen hatten, durften wir zu ihr hinein. Sie war streng isoliert. Sie hatte nur wenige Pusteln. Ich hoffte, es sei ein leichter Fall. Aber am nächsten Tage waren es mehr und wurden immer mehr, bis keine fünf Quadratzentimeter ihrer Haut mehr unbefallen waren. Ich zählte allein siebenunddreißig Pusteln an einem Finger – und der war zur Hälfte in Gips.
Bei diesen Windpocken bekam ich Gelegenheit festzustellen, wie Spezialisten sich ausschließlich um ihr Teilgebiet kümmern. Alles andere überlassen sie den Kollegen. Einer der Neurochirurgen kam herein, untersuchte Ginnys Kopf und fragte, wieso sie auf der Isolierstation sei. Er bemerkte überhaupt nicht, daß ihr ganzer Körper vom Ausschlag bedeckt war.
Es war offenbar ein Rekordfall von Windpocken. Manche Pusteln gingen so tief, daß sie sich mit Blut füllten. Als sie den ganzen Körper bedeckt hatten, verbreiteten sie sich über den ganzen Kopf und das Gesicht, auf die Kopfhaut und in die Augenbrauen, ins Innere der Ohren – und

schließlich sogar auf die Augenlider.
Sie kam mir während dieser ganzen Zeit nur einen einzigen Abend lang unruhig und juckreizgepeinigt vor, und da bekam sie ein Beruhigungsmittel. Sonst schienen die Windpocken für den Zuschauer störender zu sein als für das halbwache Kind. Schließlich verschorften die Wunden, und sie sah noch schlimmer aus als sonst. Als alles völlig verschorft war, galt die Krankheit nicht mehr als ansteckend, und sie durfte die Isolierstation verlassen.
Auch die Windpocken hatten ihr Gutes. Jeder – ich mehr als alle anderen, fragte sich, in welchem Zustand die Pokken unter den Gipsverbänden sein mochten, wenn schon die freiliegenden so tief hinuntergingen.
Man beschloß, den Gips abzunehmen, damit die darunterliegenden Pocken abheilen konnten. Ich konnte die Gipsverbände noch immer nicht leiden, auch wenn ich mir vor Augen hielt, daß sie einem guten Zweck dienten. Ich sah erfreut, wie Dr. Kozinn mit einer kleinen elektrischen Säge kam. Ginny wurde von dem Geräusch und davon, daß ich ihr das Gesicht mit einer Windel abdeckte, damit sie keinen Staub in die Augen bekam, beunruhigt. In wenigen Minuten war alles vorbei. Ihre Beine waren spindeldürr und voller Schwären, doch die Pocken waren nicht ganz so schlimm, wie ich befürchtet hatte. Irgendwie kam sie mir erleichtert vor, doch ihre Bewegungsfreiheit war nur von kurzer Dauer.
Die Gipsverbände wurden an beiden Seiten behutsam aufgeschnitten, so daß sie sich aufklappen ließen wie die Schalen einer Muschel. So konnte man sie einen Teil des Tages, etwa während der Heilgymnastik, abnehmen und danach wieder anlegen, indem man die beiden Einzelteile durch

Verbände wieder eng zusammenschnürte. Das gab ihren Knöcheln die noch immer nötige Stütze, aber während der Übungen mehr Spielraum.

Raleigh hatte »Beweglichkeits-Übungen« mit Ginny gemacht: elfmal die Woche. Jetzt kam sie ins Zimmer und verkündete fröhlich: »Heute wollen wir sie mal aufsetzen!«

Ich war einigermaßen überrascht, aber es schien mir ein so gewaltiger Schritt vorwärts zu sein, daß ich gerne dabei mithelfen wollte.

Wir hoben die armen Beinchen über den Bettrand und richteten Ginny langsam zur Sitzhaltung auf. Ich dachte, sie kippt uns um, denn sie wurde schneeweiß und fing an zu wimmern. Nur Bruchteile einer Sekunde war sie aufrecht geblieben, und doch waren wir ein Stück weitergekommen.

Von da an hielten wir sie jedesmal ein wenig länger hoch, und jedesmal wurde es ein wenig leichter. Zwar hatte sie noch keinerlei Gleichgewichtsgefühl, aber es schien ihr immer weniger weh zu tun.

Wie rührend waren die Schwestern in all diesen Wochen! Schwester Diane fragte eines Tages: »Möchten Sie sie mal in die Arme nehmen?«

Erst verstand ich gar nicht, was sie meinte, und als ich endlich begriff, wagte ich nicht, es zu glauben.

Wir borgten uns einen Stuhl mit Seitenlehnen aus der Liegehalle, Extrakissen wurden aus der Wäschekammer geholt. Ihr Katheter wurde an einen Beutel am Bein angeschlossen. Diane installierte mich gut gestützt und bequem im Sessel, hob Ginny unendlich zart aus dem Bett und legte sie mir in die Arme.

Mir fehlen die Worte, so wundervoll war das. Als wir beide bequem saßen, ließ sie uns allein. Eine kleine Weile sang ich Ginny etwas vor und spürte, wie sie sich entspannte und völlig zufrieden einschlief. Es war meine schönste Stunde in vielen, vielen Wochen.

Ich weiß nicht, ob es Ginny gutgetan hat. Bei mir jedenfalls wirkte es Wunder.

Es ist etwas Beruhigendes für eine Mutter, wenn sie ein verletztes Kind in den Armen halten darf. Diese Geste scheint künftiges Unheil fernzuhalten und nimmt der Bitterkeit des Geschehenen ein wenig den Stachel. Ein Kind in den Armen halten zu dürfen, bedeutet so viel wie: es wird alles wieder gut.

7. Kapitel

Allmählich schwoll Ginnys linkes Auge ab. Die Verfärbung wandelte sich von Schwarz-purpur zu Grüngelb. Jetzt sah es eher so aus, als habe ein Kind mit dem Lidschatten der Erwachsenen herumexperimentiert, das Auge wirkte eher »verschminkt« als verletzt. Dann begann sie es zu öffnen. Man sah sofort: Es war nicht in Ordnung. Sie konnte nicht mit beiden Augen den gleichen Punkt fixieren. Sie hatte keine Kontrolle über die Muskeln des linken Auges. Es fuhr ziellos herum – offenbar ohne Sehvermögen. Sie lernte bald, nur rechts zu sehen. Damit schien sie besser zurechtzukommen. Wollte sie beide Augen zugleich benutzen, schien es sie stark zu verwirren und zu irritieren.

In den vergangenen Wochen hatte ich mich gelegentlich gefragt, ob der Augapfel überhaupt noch intakt sei. Es beruhigte mich, zu sehen, daß er noch vorhanden war, jetzt machte es mir Sorgen, wie er jemals wieder normal funktionieren sollte. Wie schon so oft nahm ich meine Zuflucht zu der Vorstellung: Es muß noch längere Zeit heilen.

Bald merkte ich, daß Ginny auch das linke Auge gesondert

benutzte, wie vorher das rechte. Sie schien also auch links noch Sehkraft zu haben. Sie mußte eben wieder lernen, die Augen parallel zu schalten. Gemessen an dem, was sie schon vollbracht hatte, kam mir das einfach und nebensächlich vor, und ich vertraute fest darauf, daß sie bald wieder normal sehen würde. Meine Unwissenheit war ein Segen.

Die Portion Vanilleeis wurde allmählich gesteigert, bis sie einen ganzen Pappbecher voll auf einmal essen konnte. Danach ging man zu Säuglingsnahrung und Getreidebrei über. Sie bekam drei »Mahlzeiten« täglich und zwischendurch noch kleine Imbisse zusätzlich zu dem »Schnellfrühstück«, das noch immer direkt durch die Nährsonde eingegeben wurde. Sie zu füttern war eine zeitraubende Beschäftigung, weil man jedesmal nur so verschwindend wenig geben durfte. Eine Schwester brauchte für eine Mahlzeit fast eine Stunde. Ich richtete es so ein, daß ich zur Essenszeit in der Klinik war, um sie zu entlasten. Außerdem machte es mir eine Riesenfreude, Ginny essen zu sehen. Sie liebte Musik, darum sang ich ihr beim Füttern oft vor. Es war eine angenehme Stunde für uns beide.

Mit dem Trinken war es etwas komplizierter. Wie ein Baby Schwierigkeiten hat, Flüssiges im Mund zu behalten und es hinunterzuschlucken, ehe es ihm aus dem Mund rinnt, so mußte auch sie die nötigen Mundbewegungen wieder lernen und die Milch die Kehle hinunterzwingen, um sie nicht übers Kinn rinnen zu lassen. Man konnte ihr ja nicht erklären, wie sie schlucken mußte, man konnte nur weiter mit ihr daran arbeiten: Schluck für Schluck, zehngrammweise, aus einem Medizingläschen. Sie hatte immer gern gegessen und bemühte sich, diese Kunst beherrschen zu lernen.

Es dauerte nicht lange, da aß Ginny normal, gut ausgewogene Mahlzeiten aus Säuglingsnahrung, püriertem Fleisch, Gemüse und Kartoffelbrei. Wenn die Küche einmal zu würzen vergaß, weil man dort meinte, das Tablett sei für ein Kleinkind, sorgte eine der Schwestern immer dafür, daß sie Butter, Pfeffer und Salz bekam, und sagte: »Wenn sie schon essen kann, dann soll es ihr auch schmecken!«

Als wir sie eines abends besuchten, sagte Dan zu ihr: »Mami hat gesagt, du hast heute so ein schönes Mittagessen gegessen, ja? Weißt du noch, wie du mir früher immer gezeigt hast, wieviel du gegessen hast?«

Da öffnete sie weit den Mund, damit er es »sehen« konnte. Ihr Gedächtnis schien zu arbeiten. Hätte sie den Mund geöffnet, weil Dan sie darum bat, so hätte es eine direkte Reaktion auf einen Befehl sein können. Doch er hatte die Frage absichtlich so formuliert, daß ihre Reaktion keinen Zweifel zuließ: Ihr Erinnern reichte in die Zeit vor dem Unfall zurück. Gott sei gelobt.

Ihre Nahrungsaufnahme wurde aufs Gramm genau notiert und über ihre Gewichtszunahme Buch geführt. (Die Schwestern drohten mir scherzhaft, das würden sie auch bei mir tun. Ich hatte in den letzten zwei Monaten zwanzig Pfund abgenommen, und darüber schienen sie genauso besorgt zu sein wie über Ginnys Gewichtsverluste.) Ginny nahm jetzt wieder zu. Je mehr Nahrung sie oral aufnahm, desto weniger Flüssigkeit wurde durch den Tubus gegeben. Schließlich aß sie genügend, so daß der Tubus aus dem Magen entfernt werden konnte.

Dr. Noto hatte mir damals, als er den Eingriff machte, genau erklärt, wie alles vor sich ging: die Einschnitte sowohl im Magen als auch in der Bauchdecke, das Annähen der

Magenwand an die Bauchwand, um diese Einschnitte offenzuhalten, und das Einführen des Tubus.
Für ihn mag das einfach gewesen sein, für mich klang es sehr kompliziert, und ich rechnete damit, daß man die ganze Prozedur noch einmal in umgekehrter Richtung machen müßte, um den Tubus wieder zu entfernen.
Eines Tages kam ich zu Besuch, als er soeben das Krankenzimmer verließ. Er hatte den Tubus herausgezogen und einen leichten Verband an der Stelle angelegt.
Ich war verblüfft. Wie konnte das so schnell gehen? Würde das denn so leicht heilen?
Er lächelte und sagte schlicht: »Gott ist gut!«
Die Schwestern versicherten mir zwar, man könne sehr wohl mit einem Tracheotubus sprechen, doch ich versuchte mir einzureden, daß es dieses Metallröhrchen in Ginnys Kehle war, was sie am Reden hinderte. Ich hatte gehofft und inbrünstig darum gebetet, daß ihre Stimme wiederkäme, sobald man es wegließ.
Als wir eines Abends mit Ginny allein waren, machten Dan und ich einen Versuch in dieser Richtung: Wir deckten die Öffnung in ihrer Kehle zu. Es hatte keinerlei Wirkung auf Ginnys Sprechvermögen, aber wir entdeckten etwas anderes: Sie konnte ohne weiteres durch den Mund atmen.
Wir erzählten das den Schwestern, und die wiederholten das Experiment. Es wurde den Ärzten darüber berichtet, daß sie anscheinend normal atmen könne, und man beschloß, den Luftröhrenschnitt zuheilen zu lassen.
Ich war gerade bei ihr, als Dr. Gelfand kam, um das Notwendige zu tun. Er war guter Stimmung und scherzte: »Na, Schwester, bringen Sie mir mal das Lehrbuch und halten Sie es mir aufgeschlagen hin, damit ich nachsehen kann,

wie ich's machen muß!«
Ich wußte nicht so recht, wie ich reagieren würde, und ging lieber hinaus und wartete in der Halle.
Nach wenigen Minuten war alles vorbei, und er neckte mich: »Wenn ich gewußt hätte, daß das so fürchterlich ist, wäre ich gleich mit Ihnen gegangen.«
Es ist eine Wohltat, lachen zu müssen, wenn einem zum weinen zumute ist.
Ich ging langsam zurück in Ginnys Zimmer und betete dabei fast so inbrünstig wie am allerersten Tag: »Lieber Gott, bitte ...«
Ich griff nach ihrer Hand. »Na, Ginny?« Mein Herz sehnte sich schmerzhaft danach, zu hören: »Na, Mami ...« Doch es kam kein Laut.
Der einzige Unterschied zu früher bestand darin, daß an Stelle der Metallplatte an ihrem Hals jetzt ein kleiner weißer Verband war. Und doch bemerkte ich eine Veränderung, die mir niemand glauben wollte. Solange der Tracheotubus ihr im Hals gesteckt hatte, hing ihr Kopf immer etwas zur Seite. Zu den heilgymnastischen Übungen gehörte auch ein Kreisen des Kopfes, um die Halsmuskulatur locker zu halten. Dabei verzog sie immer das Gesicht. Ich glaube, die Röhre muß sie gestört haben, wenn sie den Kopf bewegte. Seit der Tubus heraus war, machte sie keine Grimassen mehr und bewegte selbständig den Kopf. Das war jedoch eines der Dinge, die unter die Rubrik fielen »kann stimmen, kann aber auch purer Zufall sein«.
Schließlich wurde auch der Katheter entfernt. Zwei Monate nach dem Unfall funktionierte Ginny wieder selbständig.

8. Kapitel

Wir räumten nun ihr Zimmer um. Zwei Gründe bewogen uns dazu: Erstens ging alles auf ihrer rechten Seite vor sich, und das war möglicherweise mit ein Grund, warum sie den Kopf immer nach rechts gewendet hielt. Da ihr Bett jetzt anders stand, wandte sie den Kopf ein wenig nach der anderen Seite. Weil man unmittelbar vor dem Umstellen des Bettes den Tracheotubus entfernt hatte, war keine Einigkeit darüber zu erzielen, ob das Verschieben des Blickpunkts, das Entfernen der Halsbehinderung oder die erhöhte Leistungsfähigkeit ihrer Halsmuskulatur sie veranlaßten, den Kopf zu drehen.

Der zweite Grund war schlicht, daß wir ihr eine kleine Freude machen wollten. Daheim hatte Ginny nichts lieber getan, als ihr Zimmer umzukramen. Hier in der Klinik gab es – bei einem Bett, einem Tisch, einem Stuhl und einem Fernsehapparat auf kleinem Raum – wenig Variationsmöglichkeiten. Wir probierten es trotzdem mehrmals und fanden schließlich heraus, wie es für die Schwestern am bequemsten und für sie am angenehmsten war.

Unmittelbar vor Weihnachten hielt ich sie gerade wieder

einmal in den Armen, da schaute Dan auf dem Heimweg vom Büro einen Sprung herein. Er fand, sie könne den Bildschirm besser sehen, wenn man den Fernsehapparat anders stelle, und machte sich daran, ihn zu verrücken. Ich rief ihm gerade noch zu: »Vorsicht!« Oben auf dem Apparat stand nämlich alles voller Spielzeug. Da purzelte auch schon eine Puppe auf den Fußboden. Ginny stieß ein glukkerndes Lachen aus.

»Dan,« sagte ich, und Tränen stiegen mir in die Augen, »sie hat gelacht.«

Er war skeptischer als ich, mahnte mich, keine voreiligen Schlüsse zu ziehen, sie habe vielleicht nur gehustet, und alles andere hätten wir uns eingebildet. Doch es gelang mir während der Heimfahrt, ihn zu meiner Auffassung zu bekehren, so daß wir glaubten, allen Grund zu haben, eine Runde Telefonate zu führen, um alle an diesem herrlichen Fortschritt teilhaben zu lassen.

Am Tag darauf war Schwester Diane mit uns im Krankenzimmer, der Dan den Vorfall erzählte. Diane, die manchmal ein richtiger Clown sein konnte, spielte in einer »Ein-Mann-Show« Ginny das Ganze nochmals vor.

Diesmal lachte Ginny – unmißverständlich.

Diane hörte mit ihrem Theater auf, wandte sich zu mir und sagte: »Fröhliche Weihnachten, Mutter!«

Ich konnte ihr nicht danken, ihre guten Wünsche nicht erwidern. Die Kehle war mir wie zugeschnürt, und Tränen liefen über mein Gesicht.

Da Ginny die Windpocken nicht mehr »weitergeben« konnte, schlug Raleigh vor, sie zu ihrer täglichen heilgymnastischen Behandlung hinunter in die Abteilung Physiotherapie zu bringen. Das war aus mehreren Gründen wünschenswert. Erstens konnte man dort unten die verschiedenartigsten Apparate benutzen und so ihr Programm erweitern, zweitens würde die neue Umgebung sich wohltätig auf ihr immer stärker werdendes Bewußtsein auswirken.

Sie hinunterzubringen war eine mühselige Prozedur. Sie in einen Bademantel zu stecken und auf die Bahre zu heben, war schon nicht einfach. Die ersten Male begleitete uns eine Schwester, später vertraute man sie mir allein an. Ich lernte zwar nie, eine Rollbahre glatt und gezielt durch eine Schwingtür zu steuern, doch solange sie die Hände wohlverwahrt unter der Decke hatte, konnte ich schließlich keinen größeren Schaden anrichten, als ein bißchen Tünche abzukratzen.

Die mit diesem zweimal täglichen Transport zusammenhängende Geschäftigkeit tat ihr sichtlich wohl. Jetzt war ihr Tag, den sie bis dahin in ein und demselben Raum verbracht hatte, doch etwas aufgeteilt.

In der Therapie-Abteilung konnte man nun die »Matten« anwenden, gepolsterte, bettähnliche, niedere Rahmen, zwei mal zwei Meter groß. Endlich war Platz genug, ihr das Zur-Seite-Drehen beizubringen. Ach, wie leicht und selbstverständlich hatten alle Kinder der Familie das einst als Babys gelernt, und wie schwer war es, diesem hilflosen Bündel das zu erklären und zu zeigen. Wieviel Mühe kostete es. Raleighs Geduld und Überredungskunst kannte keine Grenzen. Das war gut so. Ich ahnte ja damals nicht, daß jeder Fortschritt bei einer körperlichen Leistung Monate härtester Arbeit erfordern würde.

Weihnachten kam heran. Die Schwestern begannen in ihren freien Minuten, häufig auch noch nach ihren Dienststunden, die ganze Kinderstation zu schmücken. Sie wollten auch Ginnys Zimmer schmücken, meinten aber, es wäre vielleicht noch schöner, wenn ich Dekorationen von daheim mitbrächte, die sie wiedererkennen könnte und die ihr mehr bedeuteten.

Vor Jahren hatte ich eine Papierkrippe ausgeschnitten, die wir immer an der Haustür anbrachten. Es war zur Tradition geworden, die Krippe am 8. Dezember, dem Fest Mariä Empfängnis, vom Boden zu holen, sorgfältig auszupacken und an die Tür zu hängen.

Die Kinder waren sich alle einig: Wenn irgend etwas eine Chance hatte, von Ginny wiedererkannt zu werden, dann diese Krippe. Sie sollte daher dieses Weihnachtsfest zu Ginny ins Krankenhaus. Ob sie es merken würde, ja überhaupt schon gut genug sah, um sie zu erkennen, blieb offen.

Eine der Schwestern brachte ein Weihnachtsbäumchen, stellte es auf ihren Nachttisch und schmückte es für sie.

Die Liegehalle, die bei den Kindern der Station als »Veranda« bezeichnet wurde, war der Spielplatz für alle ambulanten Patienten. Die Schwestern kauften einen großen Baum und schmückten ihn wunderhübsch. Ein lebensgroßer, roter Santa Claus im Samtmantel wurde aus dem Lager geholt. Zwei Monteure trugen ihn auf den Schultern den Korridor entlang, liegend. Der erste Anblick war etwas erschreckend. Sie hätten ihn mindestens auf eine Bahre legen können.

Schließlich bot die Veranda einen so festlich-fröhlichen Anblick, daß eine der Nachtschwestern es zu traurig fand, wenn Ginny sie nicht sah. Gewöhnlich war der Raum während der Besuchszeit gedrängt voller Patienten und deren Eltern.

Eines Abends kam die Schwester, als die anderen Besucher gegangen waren und sie »ihre Kinder« zur Nacht versorgt hatte, in Ginnys Zimmer und zog eine Rollbahre hinter sich her. Dan hob Ginny darauf, und wir gingen alle miteinander zum großen Weihnachtsbaum und dem großen Santa Claus. Noch während wir auf Ginny einsprachen, verschwand die Schwester und kam mit einem Tablett mit Eis und Limonade zurück, damit Ginny auch eine »Weihnachtsparty« hätte.

Wie oft haben die Schwestern zusätzliche Mühe und Arbeit auf sich genommen, nur um »extra« etwas für sie zu tun. Nichts davon gehörte zu ihrer körperlichen Pflege und war doch lebenswichtig für ihre Stimmung. Sie durfte ja nicht, wie die meisten anderen kleinen Patienten, in ein paar Tagen heim, so gaben sie sich denn die größte Mühe, ihr den langen Aufenthalt so angenehm wie möglich zu machen. Sie vernachlässigten darüber ihre anderen Patienten nicht, sie nutzten aber jeden freien Augenblick, und ich bin überzeugt, daß es manchmal gerade der Augenblick war, den sie für eine Ruhepause und eine Tasse Kaffee gehabt hätten. Sie liebten Ginny und nahmen alles auf sich, weil sie es sich zur Aufgabe gemacht hatten, »sie so schnell wie möglich gesund zu pflegen«.

Die Krankenhausregeln erlaubten keine Besuche von Kindern unter sechzehn. Keins unserer Kinder war daher alt genug, sie zu besuchen, und sie waren zwei Monate lang einzig und allein auf unsere Berichte über Ginnys fortschreitende Besserung angewiesen.

Weihnachten würde öde ohne sie sein. Ich zerbrach mir den Kopf, wie ich einige der Kinder mit in die Klinik nehmen könnte. Eines Tages nahm ich Dr. Rosenzweig beiseite und trug ihm mein Anliegen vor: »Am Weihnachtsnachmittag wird die Station leer sein, Herr Doktor, jedes Kind, das nur irgend dazu fähig ist, wird nach Hause geschickt. Es bestünde daher kein Risiko einer Ansteckung, nach keiner Richtung.«

Er hörte mich ruhig an. »Unsere Vorschriften haben alle ihren Grund. Das Risiko scheint mir nicht ratsam. Tut mir leid, ich kann Ihnen keine Erlaubnis geben, Ihre Kinder herzubringen.«

Er spürte wohl, wie traurig ich war, und sagte plötzlich lebhaft: »Wissen Sie was? Ginny darf doch jetzt ihr Zimmer verlassen: Ich werde anordnen, daß Sie den Gemeinschaftsraum im Parterre benutzen dürfen, und dorthin darf Ginny dann am Weihnachtsnachmittag. Dorthin können Sie auch so viele von Ihren Kindern mitbringen, wie Sie wollen, es bestehen keine Altersbeschränkungen.«

Meine Stimmung hob sich ruckartig von »zu Tode betrübt« auf »himmelhochjauchzend«. Es sollte eins der fröhlichsten, gesegnetsten Weihnachten unseres ganzen Lebens werden.

Dans Mutter und Bruder begannen den Tag mit uns. Wir gingen alle zusammen in die Messe, sogar Roberta, die normalerweise die Messe in ihrem Körbchen verschlief. Die anderen Kinder waren alle ganz aufgeregt, ob sie sich auch gut benehmen würde: »Was machst du, wenn sie brüllt?« Nur wegen der Kinder hatte ich ein gewärmtes Fläschchen für sie in der Handtasche. Sie benahm sich weit besser als einige der anderen Kinder, die herumzappelten, um zu sehen, ob sie auch brav war.

Während der Messe machte ich mir mehr Gedanken als sonst um Ginnys Sprechfähigkeit. Da sie auch nach der

Entfernung des Luftröhrentubus nicht zurückgekehrt war, klammerte ich mich an die Hoffnung, die Sprache könne ganz spontan wiederkehren, ausgelöst durch etwas Außergewöhnliches. Gewiß würde der erste Besuch all ihrer Geschwister der größte »Auftrieb« sein, den sie bis jetzt erlebt hatte. Vielleicht . . .

Doch dann verflüchtigten sich meine Hoffnungen. Machten wir nicht einen großen Fehler, alle Kinder zu ihr zu bringen? Würde sie sie auch wiedererkennen? Würde der Trubel nicht zuviel für sie werden? Konnte er einen Rückschlag bringen? Würden die anderen Kinder vielleicht vor ihrem Aussehen erschrecken oder über ihre Hilflosigkeit bestürzt sein?

Das Pendel schlug wieder nach der anderen Seite aus. Es würde vielleicht für uns alle nicht einfach sein, aber wenn es ihr die Zunge löste, so wäre das Resultat der Mühe wert. Mir war ganz klar, daß ihr der Kopf fast überquellen mußte von alledem, was sie uns sagen wollte, von Fragen, die sie gern gestellt hätte – und alles blieb doch in ihr verschlossen.

»Lieber Gott, du hast schon so viel für sie getan, bitte, ach bitte, laß sie wieder reden.«

Als wir in den Gemeinschaftsraum kamen, waren unsere Gefühle zwiespältig: Die jüngeren waren voller Vorfreude, die älteren eher ängstlich.

Dan und Mom verteilten die Kinder auf ihre Plätze, für einige von ihnen war dies der erste Besuch in einem Krankenhaus, und sie waren ganz eingeschüchtert.

Ich ging nach oben, um Ginny zu holen. Wir hatten ihr einen rosa-weiß gestreiften Pyjama und ein Nachthäubchen aus dem gleichen Stoff gekauft, um damit die langen

Narben und den sprossenden Flaum auf ihrem Kopf zu bedecken. Dann war sie »reisefertig«. Ich hatte keine Ahnung, wieviel von dem, was ich ihr über den Besuch ihrer Geschwister erzählt hatte, sie überhaupt begriff. Ich zog zunächst allein mit ihr los, aber zwei der Schwestern, die im Moment auf der Station entbehrlich waren, bestanden darauf, mich zu begleiten. Hofften auch sie auf ein Wunder – oder waren sie bloß neugierig, wie die übrige Familie aussah?

In meiner Angst kam mir der Weg hinunter sehr lang vor. Als wir uns dem Gemeinschaftsraum näherten, hörte ich, wie die Kinder sich mit gedämpften Stimmen unterhielten. Es war das erste Mal seit zwei Monaten, daß sie die kleine Schwester wiedersahen.

Sie redeten sofort alle durcheinander auf sie ein. »Grüß dich, Ginny! Wie geht's denn, Ginny? Denkst du noch an uns? Geht's dir schon besser? Kommst du bald wieder heim?«

Alle redeten, nur sie schwieg. Ich hatte auf ein zu großes Wunder gehofft.

Und doch verlief der Besuch sehr gut. Sie lächelte. Sie lachte. Sie erkannte die Geschwister wieder und war offensichtlich froh, sie zu sehen. Die Kinder machten ihre Sache großartig. Sie scherzten und spielten mit ihr und legten dabei eine Einsicht an den Tag, die ich nicht erwartet hätte: Die vielen Fragen, die sich ihnen aufdrängten, das spürten sie, stellte man wohl besser erst auf dem Heimweg. »Wieso sieht sie so anders aus?« »Wieso kann sie nicht ...« »Wird sie wieder ...«

Dan machte Fotos, und es entbrannte ein edler Wettstreit, wer am nächsten neben ihr sein durfte. Der Ausdruck in

den Kindergesichtern wird mir unvergessen bleiben: Sie strahlten vor Liebe, Mitgefühl und Zärtlichkeit!
Wir legten die kleine Roberta auf die Bahre und legten Ginnys Arm um sie – die Kinder standen ringsherum, mein Herz war übervoll: ein echtes Weihnachten!
Zum Abendessen waren wir wieder zu Hause. Weil die letzten Monate auch für die Kinder nicht leicht gewesen waren, hatte man sie so reichlich beschenkt, daß es in unserem Wohnzimmer aussah wie nach einer Explosion in einer Spielwarenfabrik.
Als Dan und ich abends zu Ginny gingen, nahmen wir etwas von unserem Festtagsbraten mit: Nach vielem Zerschneiden und Zerdrücken war auch der Weihnachtsputer für Ginny fein genug. Nun hatten sie nicht nur die Kinder besucht, sie aß auch mit uns unser Festessen.
Es war der glücklichste Tag seit langer Zeit.

9. Kapitel

Nach Weihnachten stockte Ginnys Besserung. Es war jenes »Stehenbleiben«, vor dem die Ärzte mich gewarnt hatten. Schon früher war es hie und da eingetreten, hatte aber nie länger angehalten als ein, zwei Tage. Diesmal schien dieser Zustand endlos. Wenn sich jemand nach ihr erkundigte, fiel es einem schwer, etwas Neues zu berichten. Ich fing an, nach kleinsten Fortschritten zu suchen und mich insgeheim zu fragen, ob das die oberste Stufe sei, die wir erreichen würden. Ihr Zustand war alles andere als verheißungsvoll, und doch hinderte mich etwas daran, innerlich aufzugeben.

So manches Mal fragten uns Freunde und Bekannte, warum wir uns den ganzen Tag abhetzten, um jede freie Minute mit ihr zu verbringen. Es gab Tage, an denen ich total erledigt war, Tage, an denen die Hausarbeit sich zu solchen Bergen türmte, daß es unmöglich schien, sie jemals aufzuarbeiten. Und doch brachte ich es nicht übers Herz, zu Hause zu bleiben. Immer wenn sie einen Schritt vorwärtsgekommen war – beim ersten Schrei, beim ersten Lachen –, immer waren wir bei ihr gewesen.

An einigen Tagen dieser lang anhaltenden Phase schien es mir, als hätte ich mit all meiner Mühe nichts Greifbares erzielt, doch die Hoffnung drängte mich, es immer noch einen Tag zu versuchen, und dann noch einen. Meine Besuche bei Ginny waren nur möglich, weil mir so viele Menschen ihre Zeit schenkten.

Alice hatte meine sämtlichen »Sekretariatsangelegenheiten« übernommen. Sofort nach dem Unfall hatte sie Frauen unserer Nachbarschaft angerufen und sie in einen Tagesplan eingeteilt. Jede bot sich an, einen Tag der Woche für meine übrige Familie zu sorgen, damit ich frei wurde, vom Vormittag bis zum Nachmittag bei Ginny zu bleiben. Abends versorgte mein Vater die Kinder, damit Dan und ich gemeinsam zu ihr gehen konnten.

Die Stunden, die unsere Freunde unseren Kindern widmeten, sind nicht zu zählen. Nie hat einer sich beklagt, nie einer mich fühlen lassen, daß es im Grunde doch eine Zumutung war. Alle trugen auf ihre Weise dazu bei, »Ginny gesund zu machen«.

Die meisten Babysitter holten meine Kinder zu sich in ihre Wohnungen. Mit einer Ausnahme: Mrs. Clancy. Sie hatte erwachsene Kinder, die schon ausgeflogen waren, und für sie war es leichter, zu uns zu kommen. Ihre joviale Art und ihre Erscheinung brachten ihr bei den Kindern den Spitznamen »Mrs. Santa Claus« ein, aber obwohl er prächtig paßte, beschlossen wir, »Tante Clancy« sei geeigneter.

Meine Küche und mein Wohnzimmer waren für sie geradezu eine Kampfansage. Ich arbeitete täglich bis zehn Uhr abends im Haushalt – und das waren die besseren Tage. Sosehr ich mich abmühte, die Wäsche zu waschen, die Küche aufzuräumen und im Wohnzimmer sauberzumachen – ich schaffte es nie. Das brachte sie in Harnisch. Wenn ich aus der Klinik kam, war der Stapel »Schulangelegenheiten« vom Schreibtisch verschwunden, die Unordnung beseitigt. (Ich weiß bis heute nicht, wie sie es schaffte. Nichts hat je gefehlt, es war nur immer »aus den Augen«.) Stets war der Tisch fürs Abendessen gedeckt, das Essen schon vorgekocht, oder es war ein Kuchen für uns gebacken, oder ein schöner Nachtisch stand zu unserer Überraschung im Eisschrank. Und ihre Gerichte waren die reinsten Gedichte.

Mir tat Mrs. Clancy noch einen ganz besonderen Gefallen. Am Tage vor ihrem Unfall hatte Ginny mir im Garten Blumen gepflückt und sie in einer Vase auf den Küchentisch gestellt. Der Strauß verwelkte. Und in den ersten angsterfüllten Tagen brachte ich es nicht fertig, diese toten Blumen wegzuwerfen. Mrs. Clancy hatte sie beim Aufräumen gefunden, ihre Bedeutung nicht erkannt und gemeint, ich sei nicht dazu gekommen, die Vase neu zu füllen. Sie stellte frische Blumen hin. Es klingt idiotisch, wegen eines kleinen Blumenstraußes symbolisch zu werden, aber mir war, als ob die Angst vor dem Tode plötzlich durch die Hoffnung auf neues Leben ersetzt worden wäre.

Oft kamen Freunde vorbei, während ich in der Klinik war. Kam ich heim, war eine Auflaufform voller Lasagna da oder ein Hackbraten, Suppe, Spaghettisauce, irgend etwas, das sich vorkochen und transportieren ließ. Manchmal lehnte ein Briefchen daran, in dem nur stand: »Wir haben uns gedacht, Sie sind vielleicht zu müde, um noch groß zu kochen!«

Alice war einfach fabelhaft. An dem Tag, an dem sie »dran« war, ließ sie es nicht zu, daß ich die Kinder zu ihr brachte. Wenn ich herunterkam, nachdem ich das Baby frisch gewickelt hatte, war sie schon fast mit dem Frühstücksgeschirr fertig. Sie hatte Robertas Fläschchen bereitet und pflegte zu sagen: »Sie gehen und fangen schon mit der Wäsche an. Das Baby füttere ich. Überhaupt trinkt es bei mir besser als bei Ihnen!« Mein Rezept für die Flaschennahrung sagte ihr zwar gar nicht zu, aber sie lernte es doch und nahm mir die Arbeit ab. Bald wußte sie in meiner Küche besser Bescheid als ich.

Alice war mir so vertraut geworden, stand mir so nah und schien mich in ihrer Feinfühligkeit völlig zu verstehen. Sie kannte meine lichten und meine finsteren Augenblicke, meine Hoffnungen und Ängste. Sie wußte, wann es mir not tat, mich auszusprechen, und wann es besser war, zu schweigen. Alice zur Freundin zu haben, war einer der Glücksfälle meines Lebens.

Ihr Einfluß wuchs immer mehr. Ich hatte nicht nur die nötigen »Babysitter«. Wenn ich irgendwohin fahren mußte, wußte sie sofort jemanden, dessen Wagen greifbar war. Meine Bügelwäsche wurde geholt und wieder abgeliefert. Meine Einkäufe und Besorgungen wurden für mich erledigt. Die Hilfsbereitschaft drang bis zu meiner Flickerei vor. Eine Nachbarin, die mir eine Blechdose selbstgebakkener Plätzchen brachte, meldete: »Ich verlängere gerade die Kleider für meine Enkelinnen. So was müssen Sie doch auch haben«, und ging nach Hause, um all jene Säume auszulassen, zu denen ich nie gekommen war.

Die einzige, die einmal bei einer Hilfeleistung aufgab, war eine Nachbarin, die in meinem Stopfkorb die Strümpfe nach Paaren ordnete. Wegen der Schuluniform trugen alle Kinder marineblaue Strümpfe. Nachdem sie zwanzig nebeneinandergelegt hatte, und sich kein einziges Paar daraus bilden ließ, verlor sie den Mut. Ich fragte sie: »Und was würden Sie tun, wenn Sie wirklich ein Paar fänden? Zehn von den Füßen haben die gleiche Größe. Woran könnten Sie denn sehen, wem es gehört?« Da meinte sie, es sei doch besser, ich nähme mich der Strümpfe an, sie wüsche einstweilen das Geschirr.

Viele unserer Freunde und Verwandten ließen Messen lesen, aber einer der ergreifendsten Vorfälle ereignete sich, als eine der Sekretärinnen des Krankenhauses mich eines Tages auf dem Korridor ansprach. Sie schien leicht verlegen und wußte nicht, wie beginnen. »Ich weiß, daß Sie katholisch sind, hoffentlich ist es Ihnen recht, aber ich habe unserem Rabbi von Ginny erzählt. Und jetzt wird in unserer Synagoge für sie gebetet. Ich hab mir gedacht, das ist doch besser, als wenn ich eine Messe lesen lasse, weil ich doch jüdischen Glaubens bin.«

Ich war tief gerührt. Was konnte der Sache der Ökumene förderlicher sein, als wenn alle Bekenntnisse ihre Gebete für ein Kind vereinigten. Wir pflichteten ihr bei: Es seien verschiedene Wege zum gleichen Gott.

Ginnys Zimmer hätte mit Fug und Recht das »Intensivpflegezimmer der Kinderstation« heißen können. Wie ich erfuhr, nannten die Schwestern es mit einem anderen Namen, nämlich »Unser Wunderzimmer«.

Trotzdem verkündete mir Schwester Diane eines Tages, als ich Ginny auf ihrer Bahre aus der Gymnastikabteilung nach oben schaffte, wir müßten zusammenpacken. Ginny käme in das große Mehrbettzimmer auf der anderen Seite des Gangs. Hätte ich einen Gedanken an den neu hier einziehenden kleinen Patienten verschwenden müssen? Ich war viel zu glücklich: Zum ersten Mal seit anderthalb Monaten war Ginny nicht mehr der »schwerste Fall« in der Kinderstation. Sie durfte nun schon zu anderen Kindern ziehen. Laufen und reden konnte sie zwar noch nicht, aber drüben im Mehrbettzimmer waren nur Säuglinge, und die konnten es ja auch nicht.

Ihr Bett und ihre Möbel umzustellen, war bei weitem einfacher, als all die Geschenke hinüberzuschaffen, die sich angesammelt hatten, ganz zu schweigen von der Aufgabe, die Schätze in das eine kleine Nachtkästchen im neuen Zimmer zu stopfen. Bald war klar: einige der Spielsachen mußten zu uns nach Hause.

Ohne sie war es schwierig zu entscheiden, was sie gern behalten hätte, und was man für sie daheim aufheben sollte. Wir sortierten aus, und bald herrschte wieder Ordnung. Doch jedesmal, wenn sie eine neue Fähigkeit zurückerwarb, fand jemand genau das richtige Spielzeug, mit dem sie üben konnte. Es dauerte nicht lange, da beanspruchte sie die ganze Ecke des Mehrbettzimmers. Die Schwestern waren aber so begeistert von allem, was ihr half (ja sie schenkten ihr oft selber etwas), daß sie sich beim Aufräumen nie über den immer größer werdenden Haufen beklagten.

Mitte Januar kam Ginnys Genesung erneut in Gang, und ihr Gleichgewicht besserte sich so weit, daß sie in einem Rollstuhl sitzen konnte. Sie neigte jedoch dazu, nach einer Seite umzusinken, und konnte sich dann nicht selber wieder aufrichten. Schwester Diane und ich erfanden gemeinsam eine Schlinge aus einer Windel und Sicherheitsnadeln, die sich als »Sicherheitsgurt« bewährte. Dadurch konnte sie längere Zeit aufrecht sitzen, und das Leben wurde für sie interessanter.

Ihr erster Versuch, zu »stehen«, war weit schwieriger als das Aufsetzen. Wir mußten sie zu dritt festhalten. Raleigh schob ihre Arme unter ihre Achseln und verschränkte sie vor ihrer Brust. Eine Lernschwester hielt ihr Hüften und Torso, ich hielt ihre Knöchel mit beiden Händen und stützte ihre Knie mit den Schultern. Ihre Gelenke waren wie aus Gummi. Sie hatte weder Kraft noch Kontrolle über ihre Muskeln, um sich irgendwie selbst zu helfen. Alle Farbe wich aus ihrem Gesicht, und sie fing an zu weinen.

Das erste Mal hielt sie es nur den Bruchteil einer Sekunde aus. Sie war von der Anstrengung tödlich erschöpft. Das nächste Mal schaffte sie es ein winziges bißchen länger. Jedes Mal wurde es leichter, jedesmal nahm ihre Ausdauer zu. Ab Mitte Januar konnte sie schon eine Art Stehpult benutzen, einen hölzernen Rahmen, der sie von der Taille abwärts aufrechthielt und vorne ein kleines Spieltischchen hatte, auf das sie sich mit den Ellenbogen stützte, um zusätzlichen Halt zu haben.

Raleigh meinte, es täte Ginny riesig gut, manchmal ihre Geschwister zu sehen. Die Therapie-Abteilung war Sonnabend nachmittags vollkommen leer. Ginny wurde als letzte eingeteilt, wenn die übrigen Patienten schon fort waren. Und jeden Sonnabend brachte ich ein, zwei der anderen Kinder mit, die während der »Gymnastikstunde« bei ihr blieben. Sie war hocherfreut, sie zu sehen, und sie lernten rasch, mit ihr zu spielen.

Celia und Bernadette brachten Bauklötze von zu Hause mit. Ginny stand an ihrem Stehpult, und Celia baute einen Turm vor ihr auf, den Ginny umwerfen sollte. Zuerst konnte Ginny ihren Arm weder bewegen, noch gezielt einsetzen. Celia ergriff sie am Handgelenk und stieß ihre Hand in den Turm Bauklötze. Sie polterten alle zu Boden. Ginny lachte, und Celia hob sie geschäftig wieder auf, um das Spiel von vorne anzufangen. Nach wenigen solcher Spielstunden fing Ginny selbständig an, Bauklötze umzuwerfen.

Nun beschloß Bernadette, Ginny das Bauen beizubringen. Sie legte einen Bauklotz in Ginnys Hand, führte diese Hand zum Turm, ließ sie los und redete ihr gut zu: »Schau mal, Ginny, was du kannst!« Beide Schwestern schienen instinktiv das Richtige zu treffen, um Ginny »zu helfen«.

Raleigh bat mich, Ginny von daheim Schuhe mitzubringen. Ihre Füße hätten dann beim Stehen einen besseren Halt. Sie hatte drei Tage vor dem Unfall neue Schuhe bekommen.

Am Tage des Unfalls hatte Joseph den einen Schuh, der ihr abgerissen worden war, aufgehoben, heimgebracht und auf den Küchenkasten gestellt. Er war hinten ganz zerquetscht. So wie ich die Blumen nicht wegwerfen konnte, die Ginny gepflückt hatte, konnte ich den kaputten Schuh nicht wegpacken. Tagelang schien er ein Symbol für etwas zu sein, ich wußte nur nicht recht, wofür.

Der andere Schuh war mit ihrer übrigen Kleidung, die man ihr am Unfalltag in der Ambulanz ausgezogen hatte, in einen Beutel gewandert. Als es Gewißheit wurde, daß sie am Leben bleiben würde, vermochte ich beide Schuhe zusammenzusuchen und in ihren Schrank zu stellen.

Und jetzt brauchte Ginny ihre Schuhe wieder. Ich nahm den kaputten zum nächsten Schuster zur Reparatur mit. Er wußte nichts von dem Unfall. Er besah sich den Schuh von allen Seiten und sagte: »Was'n mit dem Ding passiert?

Sieht ja aus, als ob er unterm Lastwagen gelegen hätte.«
Er war beschäftigt, daher hörte er mich nicht antworten: »Hat er auch!«

In der dritten Januarwoche setzten heftige Schneefälle ein, die das Autofahren erschwerten. Dadurch war es im Krankenhaus ungewöhnlich still. Kaum einer schaffte es, zur Besuchszeit zu kommen.

Einer der Neurochirurgen, Dr. Ronis, benutzte diese Gelegenheit, um mit Ginny ein Rollstuhlwettrennen zu veranstalten, den ganzen Korridor der Kinderstation entlang. Eine Schwester schob Ginnys Stuhl, und Dr. Ronis lenkte seinen, mit den Händen an den Rädern. Da der Doktor Rollstühle nicht gewohnt und die Schwester beim Schieben sehr behutsam vorging, war es ein relativ langsames Rennen – aber für Ginny ein Spaß, den sie von Herzen genoß.

Ginnys spontanes Lachen war eins der wenigen Mittel, mit denen sie uns klarmachen konnte, daß sie die Geschehnisse ihrer Umgebung aufnahm. Jeder – Dr. Ronis nicht ausgenommen – hatte seine Freude daran, sie zum Lachen zu bringen. Nach dem Rollstuhlrennen nahm er Ginny das Großmutterhäubchen ab und setzte es sich – er war völlig kahl – mit der Bemerkung auf, so etwas brauche er, damit ihm der Wind nicht die Haare so zerzause. Ginny schien den Spaß zu verstehen und lachte.

Obwohl ich zu der Überzeugung gelangt war, daß Ginnys Gedächtnis noch intakt sei, war es mir nicht gelungen, die Ärzte zu meiner Meinung zu bekehren. Sie sagten, es sei noch zu früh, um sicher zu sein. In diesem Zusammenhang erzählte ich Dr. Ronis etwas, was Ginny gestern getan hatte und was mich darin bestärkte.

Zu ihrer Physiotherapie gehörte jetzt eine gewisse Zeit in einem sogenannten »Hubbard Tank«, einer übergroßen Badewanne, in der sie auf dem Rücken lag, während Raleigh und ich sie hielten. Sie sollte dazu gebracht werden, mit den Beinen zu treten und die nötigen Vor- und Rückwärtsbewegungen wieder zu erlernen, die zum Gehen nötig sind.

Während wir so mit Ginny arbeiteten, dachte ich daran, was für ein lebhaftes Kind sie noch vorigen Sommer gewesen war und wie sie Stunden in unserem Schwimmbecken im Hof verbracht hatte. Ich sah sie direkt vor meinem inneren Auge, wie sie sich am Rand des Beckens festhielt und sich hintenüber ins Wasser lehnte, um sich das Haar aus den Augen zu spülen.

Ganz spontan sagte ich: »Gin, weißt du noch, wie du geschwommen bist? Zeig doch mal Raleigh, wie du dir immer das Haar aus den Augen getan hast!« Sie legte sich zurück auf meine Hand und tauchte den Hinterkopf ins Wasser.

Dies erzählte ich Dr. Ronis und schloß mit der Bemerkung: »Ginny war nämlich vor ihrem Unfall eine gute Schwimmerin.« Er warf Gin einen Blick zu, merkte, daß sie zuhörte, und verbesserte mich: »Ginny *ist* eine gute Schwimmerin!«

10. Kapitel

Ginny wurde ausschließlich »weich« ernährt, sie bekam Brei, Babynahrung, Kartoffelpüree und Eiskrem. Ihre festeste Nahrung war ein gründlich gehacktes, weichgekochtes Ei. Es bestand keine Notwendigkeit zu kauen – alles war leicht zu schlucken.

Als besonderen Genuß gaben wir ihr Lollipops. Da sie immer noch die Arme fast gar nicht bewegen konnte, hielten wir ihr den Lollipop in den Mund, und er zerging ihr auf der Zunge.

Eines abends Ende Januar gab Dan ihr wieder einen. Sie biß fest zu und brach die Hälfte ab. Ich war furchtbar erschrocken: Sie konnte ja daran ersticken.

»Ginny! Entweder du spuckst ihn aus oder du zerkaust ihn!«

Da fing sie an, ihn zu zerbeißen. Es klang wie Steine in einer Beton-Mischmaschine. Sie schluckte, biß wieder ein Stück ab, zermalmte es – und es dauerte nicht lange, da war nur noch das leere Stöckchen übrig.

Als wir das den Schwestern erzählten, waren sie wie elektrisiert. »Wenn sie schon Lollipops kleinkriegt, warum be-

kommt sie dann noch immer Weichnahrung?«
Zwei Tage später aß sie bereits Steak.
Essen wurde ihr größtes Vergnügen. Sie konnte nicht gehen, nicht sprechen – aber essen konnte sie und war darin sehr tüchtig. Alles schmeckte ihr, und sie aß alles auf, was auf dem Tablett war. Sie brauchte nur jemanden, der sie fütterte. Sie begann jetzt alles an Gewicht aufzuholen, was sie verloren hatte.
Endlich überzeugten wir auch andere, daß ihr Gedächtnis und ihr Begreifen noch intakt waren. Sie begann ihre Gefühle und Regungen auch ohne Worte auszudrücken. Dr. Metcalf, unser Hausarzt, besuchte sie täglich. Sie liebte ihn und zeigte es ihm deutlich. Sie liebte alle Schwestern, die sie pflegten, aber den Mann mit dem Labortablett für Blutuntersuchungen, der ihr allwöchentlich Blut abnahm, konnte sie nicht ausstehen.
Ab Anfang Januar bekam Ginny dreimal wöchentlich Sprechunterricht. Der Therapeut war ein großer junger Mann namens Frank Volz, der eher einem Berufsbaseballspieler als einem »Sprechpathologen« ähnelte – wie sein offizieller Titel lautete.
Ich glaube, von sämtlichen Menschen, die Ginny behandelten, hatte er die größte Geduld. Er hatte sie getestet und die Ansicht geäußert, sie hätte gute Aussichten, das Sprechen wieder zu lernen, doch keine seiner vielen »Unterrichtsstunden« brachte ein Ergebnis. Sie konnte »antworten«, indem sie mit dem Kopf nickte oder ihn schüttelte, und sie konnte auf etwas zeigen, aber sie brachte keinen Laut heraus.
Immer hatte ich auf einen plötzlichen Durchbruch ihres Sprechvermögens gehofft – doch er kam niemals. Es ver-

gingen viele Wochen bis zum ersten, undeutlichen Ton, und danach viele, viele Monate: Sie mußte jeden Laut von neuem lernen.

Frank erläuterte uns, daß die Vokale einfacher für sie wären, es erfordere nämlich bedeutend mehr Muskeln, einen Konsonanten zu formen als einen Vokal. Das Aussprechen eines einzigen »tsch« sei, was die dafür angespannten Muskeln anginge, schwerer, als einen Fußball über den Schulhof zu werfen.

Ginny jedoch richtete sich auch hierin nicht nach einer Norm: Sie begann mit den Konsonanten. Sie konnte »fun« und »one« und »gun« sagen, fand aber von »fun« nicht hinüber zu »fin« oder »fan«. Sie gab sich die größte Mühe und war oft ganz niedergeschlagen, weil sie die gewünschten Laute nicht zustande brachte.

Als alle gängigen Sprechlehrtechniken kein Ergebnis brachten, dachte Frank sich neue aus. Er hatte Ginny mit »nonverbalen« Methoden getestet und wußte mit Bestimmtheit, daß sie begriff und sich erinnerte. Er war fest entschlossen, die wenigen Laute zu einer wirklichen Kommunikationsmöglichkeit zu machen – aber es dauerte unendlich lange.

Ein paar Mal wurde ich gefragt, warum ich eigentlich immer noch glaubte, Ginny würde wieder normal. Man sah mich zweifelnd, manchmal auch mitleidig an. Man fand, ich machte mir Illusionen. Wie ich denn glauben könnte, sie würde wieder wie früher, wo doch ihre unüberwindlichen Handikaps so augenfällig seien?

Solange alles glatt geht, nehmen wir Gott als Selbstverständlichkeit hin. Es muß ganz schlimm kommen, ehe wir einsehen: Gott ist gut. Als die anderen Kinder laufen lernten, war es zwar eine Leistung, aber nichts Wunderbares.

Hier und da kam eins der Kinder mit einem Tadel aus der Schule heim, weil es während des Unterrichts geschwatzt hatte. Natürlich muß man lernen, wann man reden darf und wann nicht – aber denkt man jemals darüber nach, welches Wunder es ist, daß man überhaupt ein Wort sagen kann? Monatelange Arbeit, viele Versuche, viele Fehlschläge können nötig sein, um einen einzigen Laut zu formen. Wenn Lärm und Getöse des Alltags überhand nehmen, wenn alle Kinder gleichzeitig auf einen einreden, sollte man innehalten und sich vorstellen, wie es auf dieser Welt aussähe, wenn kein Kind lachte oder sänge.

Ehe wir heirateten, schickte mir Dan einmal eine Karte mit einem Zitat Fra Giovannis. Darin kam der Satz vor: »Das Leben ist ein großherziger Geber, aber wir beurteilen die Gaben nach ihrer äußeren Hülle und verwerfen sie als häßlich oder schwer oder hart.«

Dieser Spruch bekam jetzt eine ganz neue Bedeutung.

Selbst Ginnys Unfall schenkte uns vieles: Manches wurde sichtbar, worüber wir vorher hinweggesehen hatten. Wie rasch ist man doch bei der Hand mit Klagen über Dinge, die in Wahrheit völlig nebensächlich sind. Welche Wichtigkeit wird Kleinigkeiten beigemessen.

Sie schenkte den anderen Patienten in der Physiotherapie neuen Mut. Sie war stets fröhlich, geduldig und willig, alles auszuhalten, was zu ihrer Genesung notwendig war.

Da war zum Beispiel ein Mann in der physiotherapeutischen Behandlung, der fand alles, was man mit ihm unternahm, einfach gräßlich. Er bockte und rebellierte – bis zu dem Tag, an dem er Ginny begegnete. Von da an kam er willig zur Behandlung und ließ alles mit sich geschehen, nur um ihr anschließend ein bißchen zuzuschauen. Seine Frau

brachte Ginny später eine Puppe als Dank: Durch sie sei die Krankheit ihres Mannes etwas erträglicher geworden.
Ein Mann lag neben Ginny auf der »Matte« und mußte sich einer besonders schmerzhaften Behandlung unterziehen. Er schwitzte, er nahm alle Kraft zusammen, um nicht vor dem Kind eine Szene zu machen. Sie rollte sich auf die Seite und küßte ihm die Hand.
Wieder ein anderer Patient meinte: »Wie darf ich denn klagen, wenn die Kleine da alles so mutig auf sich nimmt?«
Wenn man also von allem uns Auferlegten, die »schwere, häßliche Hülle« abnahm – so wurde es eine »Gabe« im Sinne Fra Giovannis. Ginny schenkte den anderen Patienten Hoffnung, Freude und Kraft; ihren Geschwistern Liebe und Mitgefühl und uns den richtigen Blick für das Maß der Dinge, Verständnis, Dankbarkeit und einen tieferen Glauben, als wir ihn je gehabt hatten.
Schließlich erlangte Ginny so etwas wie gezielte Bewegungen in ihren Armen, aber in einer sinnlosen Kombination: Der linke Arm ließ sich zwar nicht bewegen, doch die Hand konnte greifen. Den rechten Arm konnte sie bewegen, jedoch mit der rechten Hand nicht greifen. Mit dem rechten Handrücken rieb sie sich dauernd die Augen und überraschte uns schließlich mit dem prächtigen Kunststück, in der Nase zu bohren. Ich beklagte mich bei der Gymnastin, daß sie von allem, was sie neu erlernen mußte, ausgerechnet dies als erstes könnte. Raleighs Kommentar lautete: »Aber was wollen Sie denn, das ist eine großartige Fingerübung!«
Wir bemühten uns weiter darum, sie dazu zu bringen, daß sie selbständig aß. Wir gaben ihr den Löffel in die rechte Hand und füllten ihn für sie. Wenn wir ihre Hand um den

Löffelstiel schlossen, konnte sie ihn zum Mund führen. Es dauerte Wochen, doch da sie so gern aß, plagte sie sich auch damit. Endlich konnte sie auch rechts greifen.
Das eröffnete ein neues Versuchsfeld. Sie konnte jetzt sowohl rechts greifen, als auch den Arm bewegen. Jetzt versuchte sie, ihren Rollstuhl selbst in Bewegung zu setzen. Natürlich fuhr sie, da sie es nur mit einer Hand konnte, immerzu im Kreise, aber sie war ganz begeistert von dieser neuen Errungenschaft. Wenn wir sie an der richtigen Stelle ihres Zimmers starten ließen, konnte sie in einem riesigen Bogen bis in den Gang hinausfahren. Gewöhnlich bremste sie nicht rechtzeitig und bumste gegen die Wand, aber der Schaden war nicht groß: nur ein bißchen Farbe blätterte ab. Sie kam immerhin schon vom Zimmer bis in den Gang. Zerkratzter Anstrich war ein geringer Preis für einen so großen Schritt vorwärts.
Weil sie immer fröhlich war, gewann sie alle Herzen, besonders die der anderen Patienten. Kinder haben ein großes Talent, zu akzeptieren und über gewisse Äußerlichkeiten hinwegzusehen. Erwachsene fragten regelmäßig: »Warum hat man dem kleinen Jungen rosa Pyjamas angezogen?« Die Kinder schienen ihre ulkige Bürstenfrisur gar nicht zu bemerken. Für sie zählte das warmherzige Lächeln mehr. Es regte sie auch nicht weiter auf, daß sie nicht mit ihnen reden konnte, sie redeten einfach für sie mit.
Ein größerer Junge hatte das Bein völlig eingegipst, konnte aber schon im Rollstuhl den Gang auf und ab fahren. Er kam sie »abholen«. Die Schwestern packten Ginny dann in ihren Rollstuhl, und er »fuhr mit ihr spazieren«.
Was das für eine Anstrengung war, kann man sich vorstellen. Sein Bein war steif und stand im rechten Winkel vom

Körper ab – schon keine sehr bequeme Ausgangsstellung. Dann fuhr er beide Rollstühle nebeneinander und trieb mit der einen Hand seinen, mit der anderen ihren an. Hinderlich war nur, daß sie nun beide im Kreise fuhren. Er dachte sich ein neues System aus: Er rollte die Stühle wieder nebeneinander, fuhr dann so weit als möglich vor, so daß er gerade noch hinter sich reichen konnte, packte ihren Stuhl an der Armlehne und zog sie neben sich.

Er wurde darin sehr gewandt und schaffte es schließlich glatt und sicher den Gang auf und ab. Immer wenn es allzu still um sie wurde, kam er ins Zimmer und fragte: »Na, Ginny, wollen wir wieder mal bißchen spazierenfahren?«

Als er entlassen wurde, war sie sichtlich betrübt. Es war das erste Mal, daß sie jemanden vermißte, der fortging.

Ein anderes Mädelchen liebte Ginny heiß und innig und wollte ihr unbedingt etwas schenken. Ihre Mutter brachte ihr ein Stofftier mit, in dessen Innerem Glöckchen bimmelten. Oben war eine Schlinge aus Gummiband, und wenn man es daran schüttelte, läutete es.

Da Ginny mit der Linken besser greifen konnte, griff sie die Schlinge immer mit der Linken. Es dauerte nicht lange, da schüttelte sie den Arm ein wenig, damit sie die Glöckchen hörte. Sie übte fleißig und konnte bald recht kräftig schütteln. Das kleine Mädchen hatte Ginny ein echtes Geschenk gemacht: es half ihr, den Gebrauch des linken Arms wiederzugewinnen!

11. Kapitel

Vor dem Unfall war es mir nie so recht geglückt, unter Tags aus dem Haus zu kommen. Und nun war ich beinahe drei Monate lang täglich im Krankenhaus gewesen, manchmal sogar zwei-, dreimal.

Viele der Nachbarn, die für mich den Babysitter spielten, hatten selbst kleine Kinder, ich brachte daher das Baby Roberta und unsere Celia, die nachmittags schon in den Kindergarten ging, zu ihnen. Die älteren Kinder lernten den Fahrplan auswendig und wußten, wohin sie jeweils »heim«-kommen mußten. Ich bemühte mich, zurück zu sein, ehe die Schule aus war, doch das schaffte ich sehr selten. Ginny, die nach Tisch ein Schläfchen machte, war nach dem Aufwachen am besten in Form, ausgeruht, willig und gerade dann am besten imstande, einen neuen Schritt vorwärts zu tun. Weil ich gerade um diese Zeit mit ihr arbeitete, konnte ich oft zu Hause einen Bericht mit den Worten »heute hat sie zum ersten Mal . . .« beginnen.

Eines Nachmittags Ende Januar kam ich kurz nach drei aus der Klinik und holte die Kinder im Hause einer meiner Freundinnen ab, die selbst acht Kinder hatte. Als ich zur

Haustür hereinkam, hing sie am Telefon. Sie hatte versucht, mich in der Klinik zu erreichen. Ihr Gesicht war verquält, ihre Augen rot und verschwollen. Sie trug Roberta auf dem Arm: Das Baby hatte eine Kompresse auf dem linken Auge. Sie hatte es gefüttert und danach auf den Bauch in seinen Kinderwagen gelegt, wo es den Kopf ein wenig seitwärts drehte. Ihr Dreijähriger hatte einen Kugelschreiber geworfen, er war von der Wand abgeprallt und hatte unser Baby ins Auge getroffen. Das Auge blutete. Sie hatte sofort kalte Kompressen aufgelegt und mich anzurufen versucht. Sie war untröstlich.

Zum Glück war Dr. Metcalf noch in seiner Praxis. Er bat mich, das Kind sofort zu bringen. Dan war noch nicht aus dem Büro zu Hause, so mußte denn Paul, unser Elfjähriger, die Vaterrolle übernehmen. Er hielt die Kleine auf dem Arm, und ich fuhr zu unserem Arzt hinüber. Wie am Tage von Ginnys Unfall konnte ich nichts anderes denken als »Lieber Gott, bitte . . .«

Dr. Metcalf untersuchte Roberta, stellte fest, daß der Augapfel eine Stichverletzung hatte, und rief einen Spezialisten an. Er gab mir Verhaltensmaßregeln, und schon fuhren wir weiter.

Der Arzt unterbrach seine Arbeit und untersuchte Roberta sofort. Er tropfte einen Farbstoff in ihr Auge, während ich sie auf dem Arm hielt. Die Farbe zeigte deutlich, daß die Iris durchbohrt war und Gewebe aus dem Augapfel austrat. Es war zwar denkbar, daß es von selber heilen würde, doch er fand es sicherer, das Auge »abzudecken«. Er wollte operieren.

Ich erwähnte, daß ihr Herz nicht in Ordnung sei und gab ihm die Adresse des Herzspezialisten, der Roberta als Baby

behandelt hatte. Er beschloß, die Operation um einen Tag aufzuschieben.
Er rief in der Klinik an. Sie hatten dort ein Bett frei, ich solle sie sofort bringen. Er tat ihr eine Salbe ins Auge, verband es, und wir fuhren in die Klinik.
Die Dame am Empfang erkannte mich sofort als »Ginnys Mutter«, füllte nicht, wie üblich, die Formulare aus, sondern führte mich gleich hinauf. Sie würde sich die Daten später holen, sagte sie.
Paul war groß für sein Alter, man hielt ihn für sechzehn und forderte ihn auf, Ginny zu besuchen, während ich bei Roberta blieb. Ich fand, diesen Besuch hätte er sich verdient: Er hatte mir den ganzen Nachmittag so tapfer geholfen.
Ginny freute sich, ihn zu sehen. Ich erzählte ihr, Roberta hätte ein wehes Auge und läge in einem Zimmer weiter unten am gleichen Korridor. Es war schwer festzustellen, ob sie mich überhaupt begriff. Paul blieb und spielte mit ihr, und ich ging zurück zur Schwester und half ihr, Roberta auszuziehen und zu Bett zu bringen. Die Schwestern hatten Ginny so liebgewonnen, sie meinten auch Roberta schon lange zu kennen.
Ich kehrte ins Aufnahmegebäude zurück, wo die rücksichtsvolle Dame Ginnys Papiere herausgesucht und gleichlautende Informationen abgeschrieben hatte. Ich brauchte nur noch Namen und Geburtsdatum des Babys anzugeben.
Noch immer hatte ich Dan nicht erreicht. Jetzt würde er zu Hause sein. Es ist nicht zu schildern, wieviel Liebe und Dankbarkeit ich bei dem Gedanken empfand, ihm ohne Zögern die Wahrheit sagen zu können und zu wissen, daß er gelassen bleiben und es hinnehmen würde. Zum Glück

bleiben wir beide in kritischen Situationen ruhig: es ist dann viel leichter, das Notwendige zu tun.

Als ich mit Paul daheim eintraf, waren die übrigen Kinder wieder da und schon abgefüttert. Ich ging sofort zu meiner Freundin. Ihr Kummer schmerzte mich am meisten. So ein dummer Unfall, so unerklärlich. Aber wenn es schon sein mußte, warum hatte dann nicht eins meiner Kinder den Kugelschreiber geworfen? Warum war es nicht bei uns zu Hause passiert? Warum mußten wir anderen solches Herzweh bereiten?

Ich versuchte sie davon zu überzeugen, daß alles wieder gut würde, daß ich dem Jungen bestimmt nicht böse wäre und daß ich hoffte und darum betete, und sie würde ihm keine Vorwürfe machen. Aber sie war ganz verzweifelt. Bei solchen Gelegenheiten drückt einen die Last der Verantwortung für alles, was man sagt und tut, so sehr nieder, und ich fürchtete, meine Sache nicht gut zu machen.

Als wir abends in die Klinik zurückkehrten, fuhr Dan Ginny im Rollstuhl zu Robertas Zimmer, doch da Roberta isoliert liegen mußte, durfte sie nur bis an die Tür. Ich hob Roberta hoch, damit sie sie sah. Sie schien unglücklich zu sein, das Baby nicht anfassen zu dürfen, aber schien Roberta wenigstens zu erkennen. Ich hatte mich oft gefragt, ob sie sich an das Baby überhaupt noch erinnerte, das um die Zeit ihres Unfalls sieben Wochen alt gewesen war. Ginny lag jetzt seit drei Monaten in der Klinik, länger also, als ihr Leben mit Roberta gedauert hatte. Bei all unseren Sorgen um das Baby war das ein ermutigendes Zeichen für Ginnys Erinnerungsvermögen.

Die Operation war für morgen nachmittag angesetzt. Gin schlief gerade, daher zog ich Roberta ihren »Operationskittel« an und trug sie hin und her, bis ich sie verlassen mußte. Vor der Operation selbst hatte ich keine Angst, aber würde ihr schwaches Herz die Narkose aushalten? Insgeheim fürchtete ich, sie das letzte Mal im Arm zu haben.

Gewöhnlich bittet man die Mutter zu gehen, ehe das Kind in den Operationssaal gefahren wird. Möglicherweise spürten die Schwestern etwas von meinen Vorahnungen. Ich war ihnen jedenfalls dankbar, daß sie mir diese letzten Minuten mit ihr ließen. Ich ging auf und ab und betete: »Lieber Gott, bitte ...«

Dann holte man sie ab, und ich sah ihr nach, wie sie den Korridor hinuntergerollt wurde und um die Ecke verschwand.

Es wurde Zeit für Ginnys Nachmittagstherapie – und auch für mich war es besser, wenn ich Beschäftigung hatte. Ich zog sie an und brachte sie nach unten, war aber nur mit halbem Herzen dabei. Immer wieder sah ich auf die Uhr und versuchte zu erraten, wie lange es wohl dauern würde. Ich wollte nicht an Robertas leerem Bettchen stehen.

Die Sekretärin der Therapieabteilung kam herüber und sagte, die Kinderstation hätte angerufen, Roberta sei aus dem Operationssaal zurück. Aus purer Gedankenlosigkeit erklärte ich Ginny nicht, daß das bedeutete: alles in Ordnung, sie hat die Operation überstanden. In meiner Sorge rannte ich sofort hinauf ins Babyzimmer.

Die Heilgymnastin erzählte mir später, Ginny hätte, nachdem ich weggelaufen war, keine einzige Übung mehr gemacht. Schließlich gaben sie es auf und brachten sie wieder nach oben. Das warf zwar die übliche Routine durcheinander, war ihnen aber ein sicheres Anzeichen dafür, daß Gin-

ny sehr wohl merkte, was um sie vorging. Als man ihren Rollstuhl durch die Türen der Kinderstation schob, deutete Ginny durch Wedeln mit dem linken Arm und durch Nicken an, man solle vor Robertas Zimmertür halten. Sie wollte wohl selber nachsehen, wie es ihr ging.
Roberta lag noch unter den Nachwirkungen der Narkose und schlief friedlich. Ich weiß nicht, wer froher war, der Arzt oder ich. Später erfuhr ich, daß auch er sich wegen ihres Herzens Sorgen gemacht hatte.
Alles ging gut, obwohl Roberta meist unter einem Sauerstoffzelt lag. Zum Füttern durfte sie es verlassen. Wir brachten dann Ginny in ihrem Rollstuhl immer bis an Robertas Tür, die Schwester fütterte das eine Kind und ich das andere. Auf diese Weise aßen sie wenigstens zusammen.
Ginny genoß dieses »auswärts essen« sehr, meine anfänglichen Zweifel über ihr Erinnerungsvermögen zerstreuten sich rasch. Es stand ganz außer Frage: Das dort war ihre kleine Schwester und nicht irgendein Baby. Neckte eine der Schwestern Ginny mit Redensarten wie: »Roberta ist so süß, darf ich sie mit heimnehmen? Du hast doch noch so viele Schwestern, laß mir doch diese!«, so runzelte Ginny die Stirn, blickte finster drein und schüttelte heftig den Kopf.
Irgendwann einmal, als ich aus Robertas Zimmer kam, traf ich auf dem Gang Herrn Dr. Stievelman, den Arzt, der so nah am Unfallort wohnte. Soeben hatte er von Roberta erfahren. Er trat zu mir, legte mir den Arm um die Schultern und sagte: »Habt Ihr Ärmsten denn noch nicht genug durchgemacht!« Er kam mir außergewöhnlich erschüttert und teilnahmsvoll vor. Später erfuhr ich, daß einer seiner

Enkel bei einem ähnlichen Unglück ein Auge verloren hatte.

Doch eine Situation kann noch so ernst sein, irgend etwas Lustiges passiert immer dabei. Eine neue Volontärin war zur Aushilfe auf die Kinderstation geschickt worden. Sie sah sich die Aufnahmelisten durch und äußerte: »Das ist aber selten: zwei Mädelchen mit der gleichen Adresse. Die müssen in einem Wohnblock wohnen. Ach so, die haben ja sogar den gleichen Familiennamen. Das müssen ja Schwestern sein, ach du lieber Himmel!«

Ein weniger komischer, als vielmehr erschreckender Zufall führte uns wenige Tage später vor Augen, wie hoffnungslos Ginnys Verletzungen gewirkt hatten. Dan ordnete all unsere Rechnungen. Wir konnten sie nicht alle auf einmal bezahlen, wollten aber den Überblick nicht verlieren und sie nach und nach abstottern.

Auf der Rechnung einer Ärztegruppe, die bei Robertas Operation assistiert hatte, erkannte Dan den Namen eines Arztes, der auch schon bei Ginnys Operation am Unfalltag dabei gewesen war. In seinem Ordner war keine Rechnung für Ginny.

Er rief die Ärztegruppe an und erklärte die Situation. Eine Bürokraft suchte in den Papieren, kam dann wieder an den Apparat und sagte: »Ja, es stimmt, der Herr Doktor hat bei der Unfalloperation assistiert, aber keine Rechnung geschickt, weil das Kind Virginia verstorben ist.«

Dan war wie vom Donner gerührt. Erst dann begriff er, daß der Arzt den Operationssaal offenbar in der sicheren Überzeugung verlassen hatte, daß Gin nicht durchkommen würde, und hatte seinem Büro entsprechende Weisungen gegeben.

»Aber Ginny lebt,« sagte Dan, »wir glauben sogar, daß sie eines Tages ganz wiederhergestellt sein wird. Bitten Sie den Herrn Doktor, uns seine Rechnung zuzusenden. Wir zahlen sie, sobald wir können.«

Die Rechnung kam nie.

Robertas Auge heilte gut. Nach zwölf Tagen wurde sie aus dem Krankenhaus entlassen. Der Arzt konnte zu diesem Zeitpunkt noch nichts versprechen, war aber voller Hoffnung, daß ihre Sehkraft nicht gelitten habe.

Selbst die Schwestern hatten bei all ihrer Tüchtigkeit beim Füttern wenig ausgerichtet. Es war zwar eine negative Freude, aber doch eine Freude: es lag also nicht an mir! Ich brauchte nämlich immer ganze Stunden, um ihr ein bißchen Nahrung einzutrichtern. Wenn selbst die Schwestern es auch nicht besser konnten . . .

12. Kapitel

Mit Ginny ging es weiter aufwärts – aber sehr langsam. Sie hatte ihr Gewicht wieder, ja sogar zugenommen, so daß die Schwestern ängstlich Einspruch erhoben, wenn ich sie alleine hochhob. Doch das war trotz ihres größeren Gewichts nicht schwerer, sondern leichter: sie konnte nämlich etwas Neues – die Arme um meinen Hals legen und sich festhalten. Das war herrlich und viel einfacher, als ein schlaffes, lebloses Gewicht zu stemmen.

Sie konnte jetzt den Rollstuhl schon so oft benutzen, daß er nicht mehr auf den Gang hinausgestellt wurde, sondern gleich an ihrem Fußende stehenblieb.

Dr. Noto, der Arzt, der seinerzeit die Gastrostomie an ihrem Magen vorgenommen hatte, besuchte sie jedesmal, wenn er auf der Kinderstation war. Eines Tages, als er bei einem schwerkranken Kleinkind in Ginnys Nachbarbett Visite machte, wollte er aus dem Zimmer laufen und telefonieren und blieb an ihrem Rollstuhl hängen. Er fiel zwar nicht regelrecht hin, stolperte aber und machte einen ziemlichen Lärm, ehe er sich wieder gefangen hatte. Ginny lachte. Es war kein Wort gefallen. Sie sah das Komische

der Lage. Dr. Noto war auch keineswegs gekränkt, sondern freute sich, einen Beweis für ihre Wachheit und ihren Humor zu bekommen.
Er erzählte einige Tage später den Zwischenfall Dan mit allen Einzelheiten und begrüßte Ginny von nun an mit einem scherzhaften: »Na, hast du heute ein Lächeln für mich, oder muß ich mir erst das Bein brechen?«
Als sie später einige wenige Laute formen konnte, sah sie ihn auf dem Gang und rief spontan: »Noto!« Er war fort, ehe ich ihn einholen konnte. Sie sagte es nur dieses eine einzige Mal und konnte dieses eine Wort auch nicht wiederholen. Ich redete ihr zu, schmeichelte und drängte – es nutzte nichts. Ich wußte, daß sie es gesagt hatte, brachte sie aber nicht so weit, es als Beweis für andere zu wiederholen.
Meist war Ginny artig und fröhlich. Das einzige, wobei sie sich ungezogen aufführte, waren die Streckübungen bei der Physiotherapie. Sie waren nötig, um ihre Beinsehnen gelenkig zu erhalten, damit sie eines fernen Tages wieder sitzen, stehen, gehen, vielleicht sogar laufen konnte. Werden Sehnen nicht normal benutzt, schrumpfen sie und verhärten sich, die Gelenke erstarren und machen schließlich den Gebrauch der Glieder unmöglich. Wenn überhaupt damit zu rechnen war, daß sie wieder normal und gesund wurde, war es unumgänglich notwendig, diese Sehnen täglich zu dehnen.
Dazu gab es mehrere Übungen, einige waren besonders schmerzhaft für sie, wie etwa diese: Sie saß mit ausgestreckten Beinen, ich drückte ihr die Knie auf die Matte nieder, Raleigh kniete hinter ihr und preßte langsam ihre Schultern nach vorne, bis ihr Rumpf zu den Beinen einen Winkel

von weniger als neunzig Grad bildete. Wenn sie gesund gewesen wäre, hätte es schon ziemlich weh getan, unter den gegebenen Umständen mußte es fast unerträglich sein. Raleigh brachte diese Übungen so schnell wie möglich hinter sich, es war für uns alle so herzzereißend, ihr Schmerzen zu bereiten.

Eines Tages begann Raleigh wieder, Ginny die Schultern vornüber zu drücken. Ginny weinte. Dann hörte sie plötzlich zu weinen auf und sah mich so flehentlich an, wie nur ein Kind einen ansehen kann, und schrie auf: »Mami!«

Ich schloß sie in die Arme, ein Tränenstrom lief mir über das Gesicht. Für den Tag war die Therapie zu Ende, denn auch Raleigh hatte einen Kloß in der Kehle und konnte nicht weitermachen.

So wie sie »Noto« nicht noch einmal hatte sagen können, dauerte es wieder Wochen, ehe sie etwas äußerte, was auch nur im entferntesten nach »Mami« klang.

Daheim wurde manches, was die Kinder nicht gern taten, »für Ginny« getan. Die sonderbarsten Opfer wurden für ihre Genesung gebracht. Die Hausaufgaben wurden gemacht, »damit Gin eines Tages wieder schreiben lernt«. Der Müll wurde hinuntergetragen, »damit sie eines Tages wieder gehen kann«. Geschirr wurde gewaschen, »damit sie die Hände wieder gebrauchen lernt«.

Hie und da einmal war zwar die Absicht gut, doch das Opfer zweifelhaft. Als Ginny noch nicht essen konnte, hatten die Kinder ihre Teller mit einem Gericht, das sie nicht mochten, leergegessen, »damit Ginny eines Tages wieder schlucken kann«. Irgendwann verkündete die fünfjährige Celia stolz: »Dieses Vanilleeis schmeckt mir gar nicht, aber ich esse noch einen großen Teller voll – für Ginny!«

Diesen »Opfergedanken« versuchte ich auch Ginny nahezubringen. Wenn die Streckübungen zu schmerzhaft wurden, kam ich ihr philosophisch und erinnerte sie daran, daß auch ihre Geschwister daheim Opfer für sie brächten. Sie wußte noch aus der Zeit vor dem Unfall, daß es lohnender schien, etwas zu ertragen, wenn man es für andere tat.

Ihre neuen Freunde in der Therapieabteilung – von einem Schlaganfall Gelähmte, Amputierte, die Opfer von Muskelschwund – waren der Fürbitte besonders bedürftig. Das Strecken tat weh, aber weinen nützte nichts, es verstimmte höchstens Raleigh. Wenn sie es aushielt, ohne zu weinen – sich »opferte« –, würde es vielleicht helfen, daß jemand anders gesund wurde.

Doch sie konnte nicht immer nobel sein. Auch hatte sie natürlich bald heraus, was mit Tränen zu erreichen war. Raleigh hatte ein butterweiches Herz, das wußte sie. Wenn sie genügend weinte, hörte Raleigh nach dem absoluten Minimum an Streckübungen auf. Ja, sie fing schon an zu schreien, ehe Raleigh sie überhaupt angefaßt hatte, vermutlich hoffte sie, daß ihr die ganze Geschichte dann erlassen bliebe.

Dan sah auf dem Heimweg von der Arbeit häufig bei ihr herein. Einmal kam er früher als sonst, sie war noch in der Therapie. Als er eben in die Tür trat, fing Ginny – ohne daß Raleigh mit ihr arbeitete – aus Leibeskräften an zu brüllen.

Dan ist immer milde und nachsichtig mit den Kindern, aber wenn er einmal durchgreifen muß, dann ist sein Wort Gesetz, das wissen sie. Er übersah mit einem Blick die Lage und sagte so streng, wie er es unter den gegebenen Umständen nur fertigbrachte: »Ginny, sei sofort ruhig, oder

du bekommst tüchtige Haue!«
Das Gebrüll verstummte. Ginny musterte ihn aufmerksam, als habe sie nicht recht gehört. Sie schien zu dem Schluß zu kommen, es sei keine leere Drohung. Die restlichen Übungen gingen ohne Zwischenfälle über die Bühne.
Später unterhielten Dan und ich uns mit Raleigh über den Vorfall. Oberflächlich betrachtet, sah es so aus, als würde Ginny jetzt ganz einfach ungezogen. Doch das war ein entscheidender Schritt in ihrer Gesundung. Sie war an dem Punkt angelangt, wo sie wieder Gehorsam lernen mußte.
Auch die Schwestern auf der Etage empfanden das bald als notwendig. Obwohl alle sie liebten und weil sie wußten, was sie durchgemacht hatte, empfanden sie unendliches Mitleid mit ihr, aber sie war auch ganz offensichtlich verzogen. Sie war der Liebling aller, alles drehte sich um sie. Das wußte sie und spielte es bis zum Äußersten aus.
Als wir abends zu Besuch kamen, bat mich eine Schwester beiseite. Sie wollte mir etwas sagen, aber sie tat es äußerst ungern. Nach der Nachmittagstherapie hatte sie Ginny zum Schlafen niedergelegt. Ginny ermüdete sehr rasch und hatte diesen zusätzlichen Schlaf dringend nötig. Sie hatte sie ausgezogen und ins Bett gepackt, und Ginny hatte sie angeschrien und versucht, nach ihr zu schlagen. Die Schwester gab ihr einen energischen Klaps, befahl ihr zu schlafen und verließ das Zimmer.
Wir seien ihr hoffentlich nicht böse, es täte ihr nachträglich sehr leid, aber sie habe es für notwendig gehalten. Ginny würde eines Tages wieder heim dürfen, und sie wollte sie uns nicht so verzogen zurückschicken, daß man ihrer gar nicht mehr Herr wurde.
Es freute mich, daß sie Ginny lieb genug hatte, um das

»ganze Kind« im Auge zu behalten. Es wäre leichter gewesen, ihr nachzugeben. Ich wußte ihr Interesse an Ginnys (und meiner!) Zukunft hoch zu schätzen. Es war gut, daß die Schwestern so offen mit mir waren, es fiel ihnen gewiß nicht leicht, aber sie handelten meist so, wie ich an ihrer Stelle auch gehandelt hätte.

An den Wochenenden leerte sich die Kinderstation gewöhnlich. Meist sind Kinder nur wenige Tage in einer Klinik, und man richtet es so ein, daß sie am Sonnabend wieder bei ihrer Familie sind.

An einem solchen Sonnabend war Ginny einmal ganz allein, als eine der Schwestern die leeren Betten frisch bezog, teils weil es nötig war, teils um Ginny Gesellschaft zu leisten. Da Ginny noch immer nicht sprach, war eine Unterhaltung nicht möglich, aber es ging doch etwas vor sich, dem sie zuschauen konnte, und sie hatte das Gefühl, daß jemand um sie war.

Die Schwester ließ die eine Seite eines Gitterbettchens herunter, sie rutschte ihr aus der Hand und quetschte ihr sehr schmerzhaft den Finger. Da entfuhr ihr – eine völlig natürliche Reaktion – ein Wort, das in Gesellschaft einer Sechsjährigen vielleicht nicht ganz passend war.

Sie erzählte es mir später selbst, weil sie fürchtete, Ginny habe sie von ihrer Zimmerecke aus gehört. Voller Besorgnis äußerte sie: »Jetzt redet sie zwar noch nicht, aber wenn *das* das erste Wort ist, das sie spricht, dann trifft mich der Schlag!«

Bis heute hat sie es noch nicht benutzt.

13. Kapitel

Anfang Februar tauchte in den Gesprächen der Ärzte die Möglichkeit auf, Ginny nach Hause zu entlassen. Sie wurde nur noch stationär, nicht mehr »intensiv« behandelt, brauchte aber unbedingt ihre elf Therapiesitzungen wöchentlich.

Man kam überein, daß ich die notwendige Pflege übernehmen könnte, obwohl Dr. Metcalf, der wußte, wie unser häusliches Leben aussah, es im Moment noch nicht für richtig hielt, den Umzug in die Wege zu leiten. Außerdem fand er es unzumutbar, daß ich zweimal täglich zur Therapie mit Ginny in die Klinik fuhr.

Ich hielt die ganze Frage für aufgeschoben, doch da kam Raleigh eine völlig andere Idee. Ginny war seit dreieinhalb Monaten in der Klinik und an ihre Familie gar nicht mehr gewöhnt. Außerdem war die Familie vielleicht auch gar nicht auf sie vorbereitet. Sie stellte mir ein paar recht ernsthafte Fragen über Ginnys Wiedereinfügung ins Familienleben und über den Eindruck, den das auf sie machen würde.

Sie sprach auch mit Dr. Rosenzweig, und sie kamen überein,

ein Experiment zu wagen. Ginny bekam »frei«. Am kommenden Sonntag durfte sie für sechs Stunden heim. Wir unterschrieben ein Papier, in dem wir alle Verantwortung für Pflege, Gesundheit und Wohlbefinden übernahmen. Es war nicht mehr als unsere normale Elternverantwortung, aber schwarz auf weiß sah es ein bißchen beklemmend aus.

Als wir sie Samstag-Abend am Schluß der Besuchszeit verließen, erklärten wir ihr, daß wir morgen vormittag wiederkommen würden, ihr Kleider mitbringen, sie ganz und gar anziehen und zum Essen nach Hause holen wollten.

Sie konnte nur mit dem Kopf nicken und ihn schütteln. Trotzdem half sie uns den Küchenzettel planen. Nach langwierigem Aussondern derjenigen Dinge, die in die engere Wahl kamen, fanden wir schließlich heraus, daß es ihr am liebsten wäre, wenn wir mit Dan im Garten Steaks am Grill brieten. Früher hatte sie oft gesagt: »Daddy ist der beste Koch« und sich bei der Entscheidung, was es zu essen geben sollte, begeistert beteiligt.

Schon am Morgen waren alle Kinder aufgeregt und überdreht. Als alle in die Messe gegangen waren, fuhren Dan und ich, um Ginny zu holen. Schwester Diane wußte zu berichten, Ginny sei schon früh um sieben, als sie ihren Dienst antrat, wach gewesen. Offenbar wußte sie nicht so genau, wann es elf Uhr vormittags ist, und wollte sicherheitshalber bereit sein. Sie wollte auch nicht frühstücken und nach dem Bad ihren Pyjama nicht wieder anziehen. Sie wollte nur noch eins: heim. Als wir kamen, konnte sie nicht rasch genug in ihren »Ausgangs-Anzug« kommen.

Schon immer war es eine große Freude gewesen, ein neues Kind von der Klinik nach Hause zu bringen. Doch es war eine unvergleichlich größere Freude, ein Kind aus der Klinik nach Hause zu bringen, dessen Leben uns zum zweiten Mal geschenkt worden war.

Die übrigen Kinder hatten alle nach dem Wagen Ausschau gehalten und rannten, obwohl Frost herrschte, alle ins Freie, Ginny entgegen. Wieder redeten alle gleichzeitig, jedes hatte ein Dutzend Fragen.

Dan trug Ginny ins Haus. Auf dem Tisch stand ein Körbchen mit gelben Rosen, ein richtiger Kinderstrauß, und auf der Begleitkarte hieß es: »Liebe Virginia, wie glücklich machst du heute deine ganze Familie!«

An dem Morgen hatte meine Mutter in der Kirche eine Freundin getroffen und ihr die herrliche Neuigkeit mitgeteilt, daß Ginny heute, nach vier Monaten Klinik, zu Besuch heimkam. Und da war die Freundin trotz der Kälte sofort in den nächstgelegenen Blumenladen gefahren und hatte die Rosen schicken lassen.

Die Klinik hatte uns einen Rollstuhl geliehen. Die Jungen holten ihn aus dem Wagen. Die Kinder wechselten sich ab, sie im Hause herumzuschieben und ihr alles zu zeigen, alle Erinnerungen aufzufrischen.

Bernadette war unter den Geschwistern immer diejenige gewesen, die Ginny am nächsten stand und das größte Verständnis für ihre Fähigkeiten, aber auch Grenzen hatte. Sie spürte, daß der Wirrwarr für Gin zu viel war, und überredete die Geschwister, sie beide allein zu lassen. Sie rückte ein Tischchen vor den Rollstuhl, legte ein Malbuch und Buntstifte darauf, gab Ginny einen Buntstift in die Hand, hielt diesen fest und half ihr malen. Es kam uns erstaunlich vor, daß sich eine Siebenjährige so sehr in Ginnys besondere Probleme hineindenken konnte.

Es war wunderschön, Ginny wieder am großen Eßtisch zu haben, wenn auch nur im Rollstuhl und nicht auf der langen Bank bei den kleinen Schwestern. Sie brauchte noch immer viel Hilfe beim Essen und ermüdete rasch. Als wir fertig waren, und Dan sie in ihr eigenes Bett hinauftrug, schlief sie vor Erschöpfung sofort ein. Wenn man sie so friedlich zusammengerollt schlummern sah, war es schwer vorstellbar, wie viel dazwischenlag.
Vom Krankenhaus her war sie an ein Bett gewöhnt, das an beiden Seiten geschlossen war. Wir hatten daher Bedenken, sie allein zu lassen. Dan holte sich seinen Schaukelstuhl und die Sonntagszeitungen und verbrachte den geruhsamsten Sonntagnachmittag seit vielen Monaten.
Als sie aufgewacht war, trug er sie im oberen Stock herum. Sie sah sich alles genau an, Zimmer für Zimmer. Sie schien zufrieden zu sein, daß so vieles unverändert war, merkte aber einige Kleinigkeiten, die sich verändert hatten. Die ganze »Rundtour« gefiel ihr sehr gut.
Viele unserer Nachbarn und deren Kinder wollten sie unbedingt sehen. Es wurde ein übervoller und aufregender Tag. Sie schien jeden zu erkennen und sich zu freuen, daß er da war. Ob es auch für die Besucher so erfreulich war, ist schwer zu sagen. Die älteren Kinder wußten meist, was sie zu erwarten hatten, oder waren klug genug, ihre Meinung erst hinterher zu äußern. Einige der jüngeren schienen nicht zu begreifen, waren aber trotzdem froh, sie wiederzusehen.
Der Tag ging viel zu rasch vorüber, wir hatten aber versprochen, schon um fünf Uhr wieder in der Klinik zu sein. Ehe wir sie nach Hause holten, hatten wir ihr nachdrücklich auseinandergesetzt, daß sie wieder in die Klinik müßte,

daß es nur ein Besuch sei und sie nach ein paar Stunden wieder in ihrem Klinikbett zu Abend essen würde. Ich hatte mir zwar große Mühe gegeben, sie entsprechend vorzubereiten, nun kamen mir aber doch Zweifel, als ich ihr sagen mußte: »Ginny, es wird Zeit.« (Wir hatten damals nur die Erlaubnis für einen einzigen Besuch, konnten ihr daher nicht einmal versprechen, daß sie wieder heimkommen dürfte.)

Schließlich war es nicht länger aufzuschieben. Ohne weitere Vorreden sagte Dan: »So, Ginny, jetzt fahren wir wieder. Ich hol deinen Mantel.«

Ich machte mich auf einen Tränenausbruch gefaßt. Aber sie fuhr nur zu gern. Sie schien froh zu sein, wegzukommen. Ich war todtraurig und mußte mir dauernd vor Augen halten, daß es so besser sei, als wenn sie protestiert hätte. Raleighs Vorahnung, daß es für sie zu Hause schwierig werden würde, hatte sich bestätigt. Ich hatte zu viel erwartet und war enttäuscht. Das Durcheinander und die Aufregung waren zu groß gewesen, sie freute sich auf die friedliche Ordnung der Klinik.

Dort angekommen, fuhr sie eifrig mit uns nach oben, aß mit den Schwestern und war, als wir sie abends besuchen kamen, noch immer sehr zufrieden. Ich erwartete irgendeine gefühlsmäßige Reaktion darauf, daß sie zu Hause gewesen war, aber selbst als wir uns verabschiedeten, tat sie nichts dergleichen.

Am nächsten Morgen jedoch war alles anders. Ihre sonnige Stimmung war verflogen, und sie war so deprimiert, wie die Schwestern sie noch nie gesehen hatten. Nach längerem Überlegen kamen sie zu dem Schluß, daß sie schlicht Heimweh hatte. Das war das Zeichen, auf das Dr. Rosenzweig

wartete. Nun erlaubte er, daß sie jeden Sonntag heimgeholt würde.
Jetzt wurde für Ginny und mich alles viel leichter. Ich konnte ihr helfen, die Tage bis zum Sonntag an den Fingern abzuzählen, und wir hatten beide etwas, auf das wir uns freuen konnten.

14. Kapitel

Trotz der Sonntagsbesuche daheim blieben Ginny doch jede Woche sechs und dreiviertel Tage, in denen sie in der Klinik an ihrer Wiederherstellung arbeiten mußte. Während der ersten Märzwochen lernte sie etwas sehr Wichtiges: einen Bleistift halten. Im ersten Eifer hielt sie ihn fest in der Faust, die Spitze ragte an der Unterseite heraus. Sie stach auf das Papier ein, und das einzige, was sie »zeichnen« konnte, waren riesige Darstellungen eines Schneesturms.

Nach ein paar Tagen gelang Ginny plötzlich eine zusammenhängende Bewegung, dann eine Linie und dann ein fröhliches Gekritzel in prächtigen Zickzacklinien über das Papier.

Und was fast noch schöner als das »Malen« war: wenn sie das Papier vollgezeichnet hatte, konnte sie es mit zwei Fingern aufnehmen und umdrehen. Eine solche Kontrolle über zwei Finger war ein herzerquickender Anblick.

Als sie schon zwei Finger in der Gewalt hatte, hielt sie bald auch den Bleistift richtig. Unweigerlich nahm sie ihn verkehrt herum auf und konnte ihn dann wunderbar geschickt umdrehen. Wie alle kleinen Kinder, steckte sie während dieses Manövers die Zunge heraus und konzentrierte sich so sehr auf die Anstrengung, den Bleistift zu wenden, daß man sich nur wundern konnte, wieso sie sich nicht die Zunge abbiß.

Einer von Dans Brüdern und seine Frau fanden ein besonderes Geschenk für Ginny. Sie brachten ihr ein »Schnellmalbuch«. Wenn man mit dem Bleistift über die leere Seite schraffierte, entstand ein Bild. Sie war ganz entzückt davon und arbeitete stundenlang daran. Es gab ihr das Gefühl, etwas zustande zu bringen: sie konnte ein Bild malen. Ganz ohne Hilfe konnte sie etwas schaffen.

In den ersten Monaten war Ginny entweder allein oder mit Säuglingen zusammen in einem Zimmer. Nun wurden ältere Kinder zu ihr hineingelegt.

Das erste Mädchen, das ins Zimmer kam, war von einem Schneeball ins Auge getroffen worden und mußte beide Augen verbunden tragen, bis es geheilt war. Sie war ein lieber, kleiner Blondschopf und nur wenige Jahre älter als Ginny. Sie wurden die besten Freunde. Die konnte nicht sehen und Ginny nicht reden, und doch lernten sie, einander zu helfen.

Ginny konnte jetzt, wenn auch noch undeutlich, so etwas wie »Ja« und »Nein« äußern, und ihre neue Freundin begriff das rasch. Sie stellte Fragen, Ginny sah sich um und gab ihr Antwort. Solange die Fragen mit einem einfachen Ja oder Nein zu beantworten waren, konnten sie sich unterhalten.

Einen Tag später wurde ein weiteres Mädelchen eingeliefert. Es war ein Jahr jünger als Ginny und wegen einer Zyste am Knie operiert worden. Sie war ein lebhafter kleiner Racker, und die drei amüsierten sich himmlisch miteinander. Es war wohltuend zu sehen, wie Gin auf andere Kinder reagierte, und wie nett diese zu ihr waren.

Die Mutter des zweiten Mädchens hatte schon mit behinderten Kindern zu tun gehabt und fand irgendwo dicke Buntstifte, die Ginny, ihrer Ansicht nach, besser würde festhalten können. Es bedurfte vieler Stunden der Geduld und Übung, aber sie beschäftigte sich gern mit Ginny und freute sich über jeden kleinsten Fortschritt genauso wie wir.

Nach ungefähr einer Woche war das Bein ihrer Kleinen geheilt, und sie durfte sie mit heimnehmen. Sie hätte sich freuen sollen bei dieser Nachricht, aber sie und ihre Tochter hatten sich so an Ginny angeschlossen, daß sie weinend fortgingen und Ginny in ihrem Zimmer ebenfalls in Tränen schwamm.

Als das Auge des zuerst gekommenen Mädelchens geheilt war und auch sie entlassen werden sollte, wurde Ginny, um ihr diesen Augenblick zu erleichtern, auf die Veranda hinausgefahren. Wir mußten ihr trotzdem noch eine Menge erklären, als sie das Bett leer fand. Beide Mütter versprachen, mit ihren Kindern zu Besuch zu kommen, sobald Ginny erst zu Hause war.

Der zweite Sonntag, den Ginny daheim verbrachte, war für alle Teile schon viel leichter, obwohl mehr Gäste kamen. Beim ersten Mal hatten nur die allernächsten Nachbarn hereingeschaut, am zweiten Sonntag hatte man den Eindruck, es sei gekommen, wer Beine hatte. Ich hätte das vorhersehen und mehr zum Essen herrichten sollen, aber so prophetisch veranlagt bin ich nicht.

Dans Schwester kam mit ihrer ganzen Familie, zum Glück

mit einer großen Schachtel Pralinen. Wir fütterten unsere Gäste mit mehreren Kannen Kaffee und einem Pfund Pralinen. Doch es war wohl keiner gekommen, um bewirtet zu werden. Alle wollten Ginny sehen, mit eigenen Augen dieses Kind bestaunen, diesen lebendigen Beweis für die Güte Gottes, ausgedrückt in den Errungenschaften der Medizin. An diesem Wunder wollte jeder teilhaben. Ginny genoß es, der Mittelpunkt der allgemeinen Aufmerksamkeit zu sein.

Von den Geschwistern stand ihr Bernadette noch immer am nächsten. Sie war ganz glücklich, daß sie nun wenigstens ein paar Stunden mit Ginny spielen durfte. Sie saßen miteinander auf dem Fußboden und malten mit Buntstiften. Gin packte sie so fest, daß sie häufig abbrachen. Dettie kritisierte nie, sie ermutigte sie und spitzte die Stifte wieder an.

Es fiel Ginny schwer, das Kriechen wieder zu lernen. Ihr linker Arm hinderte sie hauptsächlich daran: Er war schwach, und sie fiel oft ganz unvorhergesehen auf die linke Schulter. Daheim wählte sie, statt zu kriechen, die bequemere Methode, auf dem Hosenboden herumzurutschen.

Bernadette wußte, wie wichtig es für sie war, wieder kriechen zu lernen, und übte mit ihr, feuerte sie an, bat sie schmeichelnd: »Ach, probier's doch noch mal, bloß ein einziges Mal.« Ihre Geduld war unerschöpflich, und es erwärmte mir das Herz, zuzuschauen.

Sie bauten auch mit Bauklötzen. Dettie führte Ginny die Hand und half ihr, sie aufeinanderzulegen. Wenn Ginny es selber versuchte, fiel meist alles um, dann fing Bernadette einfach von neuem an.

Sie legte sogar ein Legespiel aus großen Stücken. Als es

Ginny endlich gelang, allein ein Stück richtig zu legen, war es schwer zu entscheiden, welches Kind froher war.
Der weibliche Polizist, der vor dem Schulhaus Dienst getan und Ginny immer über die Straße dirigiert hatte, erkundigte sich nach ihren Fortschritten. Eines Tages kam die »Polizeidame« sogar selbst zu Besuch. Sie trug keine Uniform, und doch schien Ginny sie zu erkennen, obwohl sie sie nicht lange gekannt und vier Monate nicht mehr gesehen hatte. Sie fragte: »Ginny, weißt du noch, wie du immer auf den Knopf fürs grüne Licht gedrückt hast, um mir zu helfen?«
Ginny nickte, ein neuerlicher Beweis, daß die Zeit vor dem Unfall in ihrer Erinnerung nicht erloschen war.
Beim Weggehen bat die Polizistin: »Ginny, versprich mir, daß du mir hilfst, wenn du wieder zur Schule gehst!« Und Ginnys eifriges Nicken ließ mich hoffen, daß so etwas eines Tages wirklich möglich werden würde.
Vor ihrem Unfall hatte Ginny monatelang das Kinoprogramm in der Tageszeitung verfolgt, um zu sehen, ob nicht in irgendeinem Kino in unserer Nähe der Film »The Sound of Music« lief, denn ich hatte den Kindern versprochen, daß wir dann alle hingehen würden.
Jetzt lief der Film in der nächsten Nachbarschaft, aber Ginny lag in der Klinik. Ich überlegte, ob es sinnvoll wäre, die ganze Familie an einem von Ginnys Besuchssonntagen ins Kino zu fahren. Die Ärzte und Schwestern meinten, es würde ihr riesig guttun, und die Gefahren wären durch die möglichen Vorteile mehr als aufgewogen.
Wir machten die Kinder fertig, holten Ginny aus dem Krankenhaus ab und fuhren ins Kino. Wir müssen ein erstaunlicher Anblick gewesen sein. Obwohl wir sehr früh

kamen, standen mit einem Mal eine Reihe von Menschen vor der Kasse Schlange: Unsere Familie mit allen Kindern und dazwischen Ginny im Rollstuhl.

Wir setzten alle auf ihre Plätze, stellten Ginnys Stuhl auf den Gang neben die Sitzreihe, und Dan setzte sich auf den äußersten Platz. Sollte sie unruhig werden, konnte er sie leicht hinausfahren.

Wenn man mit Kindern ins Kino geht, ist das Netteste daran, ihre Freude und ihre Reaktionen zu beobachten. Unsere Kinder kamen selten ins Kino, es ist daher für sie ein Fest. Sie waren begeistert.

»The Sound of Music« ist jedoch ein langer Film, und Dan merkte, daß Ginny das Interesse an der Leinwand verloren hatte und sich umschaute. Er dachte, er hätte vielleicht ihre Ausdauer überschätzt, und es wäre falsch gewesen, sie herzubringen. Da stellte er fest, daß auch die anderen Kinder sich umschauten. Die Geschichte wurde ihnen zu sentimental, und die Kleinen hatten entdeckt, daß man am Lichtstrahl, der aus dem Vorführraum drang, ablesen kann, wann sich das Bild auf der Leinwand ändert.

Das ganze Unternehmen war durchaus ein Erfolg, und wenn später die Filmmusik im Radio oder im Fernseher ihres Krankenzimmers gespielt wurde, erkannte sie sie sofort. Das Risiko, daß sie sich erkältete, konnten wir natürlich nicht ganz ausschließen.

Am folgenden Morgen hatte sie Temperatur. Ich mußte gleich an das Papier denken, das ich unterschrieben hatte, mit dem ich »alle Verantwortung für ihr körperliches Wohl« übernommen hatte. Wenn sie sich etwas geholt hatte, würde man ihr dann künftig jede Ausgeherlaubnis verweigern?

Doch am nächsten Tag war alles wieder normal. Keiner machte mir einen Vorwurf. Ginny und ich fingen erneut an, miteinander die Tage bis zum kommenden Sonntag zu zählen.

15. Kapitel

Ginny freundete sich auch mit den Eltern anderer Patienten an. Das Lundgrensche Baby, das so schwer krank gewesen war, als Dr. Noto über Ginnys Rollstuhl stolperte, blieb lange im Krankenhaus. Sein Bettchen stand neben dem von Ginny. Seine Eltern kamen jeden Abend. Da es recht schwierig ist, ein schwerkrankes, neun Monate altes Kind zu »unterhalten«, wiegte die Mutter es auf den Armen, und der Vater spielte währenddessen mit Ginny.
Es entstand eine tiefe, dauerhafte Freundschaft zwischen ihnen. Bald wartete sie auf seinen Abendbesuch ebenso sehnsüchtig wie auf unseren. Sie lernte schnell, in welcher Tasche das Mitbringsel für sie war, und die zwei alberten zur allgemeinen Erheiterung miteinander herum.
Selbst als es dem Baby schon wieder gutging und sie es mit heimgenommen hatten, kamen die Eltern mehrfach in die Klinik, um Ginny zu besuchen.
Ginny gleich gegenüber auf dem Korridor und von ihrem Bett aus gut sichtbar lag eine Frühgeburt im Brutkasten. Das Baby war mit vielerlei Handikaps geboren und seine Mutter nach der Entbindung so schwach, daß sie ihr Zim-

mer nicht verlassen konnte. So kam denn der Vater allabendlich allein. Er konnte nicht viel mehr tun, als dastehen und in den Brutkasten hineinschauen.
Hier füllte Ginny eine Lücke. Er konnte zu ihr gehen und ihr von den Fortschritten erzählen, die sein Sohn schon gemacht hatte. Und von ihrem Bett aus konnte er seinen Sohn sehen, in seiner Nähe sein und hatte etwas zu tun. Manchmal fuhr er sie auch im Rollstuhl herum. Am Valentinstag brachte er ihr ein kleines seidenes Herz voller Bonbons.

Ginny hatte die vergangenen Monate fast immer im Schlafanzug verbracht. Seit man sie für ihren Besuch zu Hause ganz angezogen hatte, meinte Schwester Diane, es sei gut für ihre Stimmung, wenn ich ihr ein Hemd und Blue jeans in die Klinik brächte. Die Schwestern zogen sie jeden Morgen an. Schwester Diane empfand das als einen weiteren Schritt in Richtung auf ein normales Leben.
Sie war etwas gewachsen, ihr Körper hatte sich gerundet, und in den Schultern war sie breiter geworden. Nichts paßte mehr. Ich kaufte ihr neue Kleider. Als dritte Tochter war sie gewöhnt, aufzutragen, was andere ausgewachsen hatten, und die neuen Sachen machten ihr eine Riesenfreude. Die Schwestern ließen sie jeden Morgen wählen, was sie anziehen wollte, und ich nahm abends alles Getragene mit heim, damit es in der Krankenhauswäscherei nicht verwechselt wurde. Auch ihre Pyjamas hatte ich bisher immer selbst gewaschen, aber es war doch netter, zu Hause beim Kleidersortieren wieder ein ganzes Häufchen »Ginny« zu haben.

Als es wieder einmal Zeit für den Mittagsschlaf war, zog ihr Schwester Diane das Nachtzeug an, hing die Jeans übers Fußende und deckte sie zu. Ginny sträubte sich. Diane schalt sie aus und sagte ihr, sie müsse jetzt schlafen. Ginny legte den Kopf aufs Kissen und schloß die Augen. Kaum hatte Schwester Diane das Zimmer verlassen, da zog sie sich am Gitter hoch, hangelte sich von Stab zu Stab bis ans Fußende, griff nach ihren Hosen und begann, sie anzuziehen.

Als Diane auf Zehenspitzen zurückkam, um nachzusehen, ob sie auch schliefe, saß Ginny im Bett und hatte die Hose schon fast bis zur Taille hochgezogen.

In dieser Runde siegte Ginny: Sie brauchte keinen Mittagsschlaf zu halten, aber die Geschichte verbreitete sich mit Windeseile, und von da an bestanden die Schwestern darauf, daß sie mithalf, wenn man sie anzog.

Im allgemeinen wurden die Patienten im Bett gewaschen, so daß die Wanne im »Badezimmer für Mädchen« fast nie benutzt wurde. Und doch brachte Schwester Diane Ginny als Geschenk ein Schaumbad mit. Eines Morgens, als es etwas ruhiger war, füllte sie die Wanne mit warmem Wasser und schäumenden Seifenblasen und machte sich die Mühe, Ginny erst in den Rollstuhl und dann in die Wanne zu bugsieren. Es wäre viel schneller gegangen und viel bequemer gewesen, sie im Bett zu waschen wie sonst auch. Aber die Schwestern kümmerten sich nie darum, was »bequemer« war. Ein Schaumbad würde Ginny Spaß machen (und um ganz ehrlich zu sein: vielleicht auch Schwester Diane?) und wäre eine Abwechslung im täglichen Einerlei. Solange kein anderer darüber zu kurz kam und es ging – warum nicht?

Ich bin völlig sicher, daß diese Einstellung aller Schwestern, sich mit all diesen Sonderleistungen abzugeben und keine Mühe zu scheuen, entscheidend zu Ginnys Genesung beigetragen hat.

Ginny hatte über ihre Körperfunktionen noch immer so wenig Kontrolle wie ein Säugling und mußte daher monatelang in Windeln gehalten werden. Als ihre Genesung fortschritt, wurde auch dies zu einer Aufgabe, die bewältigt werden wollte.

Wenn man ein Kleinkind zur Sauberkeit erzieht, ehe es sprechen und »sich melden« kann, ehe also eine echte Kommunikation besteht, kann man praktisch nicht mehr tun, als zur rechten Zeit zur Stelle zu sein. Bei Ginny lag die Sache anders. Sie wußte, wovon die Rede war, und verstand, was man von ihr erwartete. Sie konnte uns bloß nicht sagen: jetzt muß ich mal! Und noch schwieriger: Sie konnte nicht aus dem Bett steigen oder sich auch nur schnell genug bewegen, um sich helfen zu können, wenn es not tat.

Wir hatten einige Anfangserfolge, als wir sie regelmäßig auf die Bettschüssel setzten. Dann gingen wir dazu über, sie immer ins Badezimmer zu fahren, wenn es sich gerade machen ließ. Das funktionierte sehr gut, solange jemand rechtzeitig daran dachte. Es gefiel ihr ohne Windeln, und sie war stolz, wenn man sie lobte.

Aber sie nur oft ins Badezimmer zu fahren, war keine Lösung. Wir mußten uns ein System ausdenken, bei dem sie uns mitteilen konnte, wann es nötig war. Sonst würde sie den Großteil des Tages auf dem Klo verbringen. Wir versuchten es mit einem Glöckchen, mit dem sie läuten sollte, wenn sie »wirklich mußte«. Dann würde jemand kommen und ihr helfen. Das Ergebnis war vorauszusehen. Geben Sie einmal einer Sechsjährigen eine Glocke. Natürlich wird sie den ganzen Tag damit klingeln. Nach viel blindem Alarm wurde uns klar: So geht es nicht.

Wir brauchten ein anderes, stummes System. Eine der Schwestern kam auf eine Lösung. Als sie Ginny abends versorgte, schrieb sie auf ein Schildchen: »Muß bitte mal wohin!«, hing ein Bändchen dran und befestigte es mit einer Sicherheitsnadel an Ginnys Hemd.

Ein großes Fenster in der Wand des Korridors trennte Ginnys Bett von der Schwesternstation. Wenn sie jetzt »mußte«, brauchte sie nur an die Scheibe zu klopfen und ihr Schild hochzuhalten.

Der erste Erfolg war unglaublich. War es dringend, so ließ sie es uns wissen, wir holten sie ab, und das ganze Programm lief wie am Schnürchen. Bald jedoch beherrschte sie ihre Funktionen besser, fand es aber trotzdem sehr lustig, aus dem Bett geholt zu werden, in den Rollstuhl zu plumpsen und im Eiltempo den Korridor entlangzurollen, ins »Erwachsenenklo«, das zugleich Badezimmer war.

Bald dachte sie sich ihr eigenes System aus. Sie behielt das Schwesternpult im Auge. Saß dort jemand, der offenbar zu wenig zu tun hatte, bloß Formulare ausfüllte und Papierkram erledigte, dann klopfte sie und schwenkte ihre »Warnflagge«. So brachte sie Abwechslung in ihren Tag.

16. Kapitel

Die Sonntagsbesuche hatten sowohl in körperlicher wie in geistiger Hinsicht eine gute Wirkung. War sie zu Hause, so spielte sie mit den anderen Kindern auf dem Fußboden, kroch, rutschte und übte unbewußt, aber auch absichtlich den Gebrauch der Glieder und gewann allmählich die verlorene Koordination zurück. Der sechsstündige Besuch daheim wurde zu einer langen, angenehmen Heilgymnastikstunde.

Wir ließen ihr so viel Freiheit wie möglich. Es wurde von ihr erwartet, daß sie alles selber tat, was sie konnte, und wenn es nicht anders ging, wurde ihr geholfen, aber auch nur dann. Auf der Treppe mußte man sie stützen, aber auf die Couch konnte sie sich selbst hinaufziehen. Auf einen Stuhl mußte man ihr hinaufhelfen, doch sie lernte rasch, wie man herunterrutscht, ohne sich weh zu tun. Man mußte ihr alles Essen kleinschneiden, aber sie brachte es fertig, allein zu essen. Ein sehr appetitlicher Anblick war es nicht – aber nur so lernte sie es.

Dr. Holtzman, der die Ergebnisse dieser Besuche überwachte, war offenbar damit einverstanden, wie wir Ginny

daheim behandelten. Er meinte, wenn ich die Routineübungen lernte und sie zweimal täglich mit ihr machte, könnte man daran denken, sie für ganz nach Hause zu schicken. Sobald er das Gefühl hätte, ich machte meine Sache gut genug, wollte er es mir sagen.
Fünf Monate lang hatte ich Raleigh ihre Methode abgeschaut. Wann immer es ging, brachte sie mir Übungen bei, die ich mit Ginny machen mußte. Es handelte sich jetzt im Grunde nur mehr um Wiederholungen, damit ich auch genau begriff, worauf es ankam.
Die größeren Streckübungen waren verringert worden: die Sehnen waren in gutem Zustand. Kritisch blieben ihre Fußknöchel und Füße. Der linke Fuß funktionierte einigermaßen, sie konnte ihn benutzen. Mit dem rechten war das anders: Wenn sie das rechte Bein hob, hing der Fuß herunter. Sie konnte den Fuß nicht anheben, die Bewegungen des Knöchels nicht steuern. Also war es unumgänglich, die rückwärtigen Sehnen beider Knöchel (insbesondere des rechten) zweimal täglich oder noch öfter zu strecken.
Sie legte sich hin, ich umfaßte ihre Ferse mit der Hand, stützte ihren Fuß mit meinem Arm und drückte ihn aufwärts, bis er weniger als einen rechten Winkel zum Bein bildete. Es tat weh, aber sie ließ es sich gefallen.
Alles übrige waren einfache Hochzieh- und Aufsetzübungen, um im allgemeinen den Muskeltonus zu stärken.
Mitte März ließ mich Dr. Holtzman rufen und sagte schlicht: »So, jetzt wollen wir Ginny nur noch dreimal wöchentlich hier sehen!«
Ich begriff nicht gleich und sagte kurz: »Also schön, danke sehr.« Erst als er zu seiner nächsten Verabredung gegangen war und mich allein gelassen hatte, wurde mir die

Tragweite des Gehörten klar. Sie durfte heim! Ich rannte die Treppe hinauf zu den Schwestern, die Ginny gepflegt hatten. Im Laufschritt erreichte ich die Kinderstation und das Schwesternpult.

»Ginny darf jetzt ganz heim!«

Alle waren überglücklich und fragten durcheinander: »Wann denn?« Danach hatte ich nicht einmal gefragt.

Es war Dienstag nachmittag. Die meisten waren der Meinung, man könne wohl den Beginn nächster Woche ins Auge fassen. Während ich nach Hause fuhr, um es Dan zu erzählen, hatte ich diesen Zeitpunkt in meinem Inneren schon aufs kommende Wochenende vorverlegt.

Dan war genauso begeistert. Wir überlegten. Roberta mußte morgen zur Kontrolluntersuchung beim Herzspezialisten. Dan fragte: »Und warum nicht schon gleich am Donnerstag?« Der Gute, er hatte fünf Monate lang Geduld aufbringen müssen, und jetzt wollte er keine Minute länger warten als unbedingt nötig.

Es war komplizierter, als wir es uns vorgestellt hatten, Ginny aus der Klinik herauszubekommen: Keiner der Ärzte wollte seinen Namen unter den Entlassungsschein setzen. Es war eine Kompetenzfrage. Am Tage des Unfalls war sie als Patientin von Dr. Metcalf eingeliefert worden. Er wiederum meinte, Dr. Burstein sei der Verantwortliche, er habe die Hirnoperation durchgeführt, und von ihrem Kopf hinge immer noch so unendlich vieles ab. Dr. Burstein meinte, Dr. Rosenzweig als Stationsarzt der Kinderstation sei für ihr Gesamtbefinden verantwortlich.

Ich bekam nie heraus, warum das ein solches Problem war – und wer schließlich seinen Namen unter ihr Krankenblatt setzte. Die Schwester teilte mir nur mit, Ginny würde am Donnerstag entlassen.

Am Mittwoch geizte ich mit meiner Zeit – wir fuhren fast eine Stunde zum Herzspezialisten –, auch Robertas Gesundheit war wichtig. Der Arzt war sehr zufrieden mit ihr und wollte sie erst in sechs Monaten wiedersehen. Das hörte ich immer sehr gern, ich machte mir nur Sorgen, wenn er eins meiner Kinder »spätestens übermorgen« wiedersehen wollte.

Den Rest des Mittwochnachmittags und den ganzen Abend bereiteten wir alles für Ginnys Heimkehr vor. Die Ankunft einer Königin hätte nicht mehr Aufregung hervorrufen können.

Wir brachten so viel wie möglich von ihrem Kram schon jetzt heim, und sie wäre gewiß gern in die Pappschachteln geschlüpft, um schon an diesem Abend mit heimgenommen zu werden. Es war herrlich, beim Ausräumen ihres Nachttischs die Gipsverbände zu finden und in den Papierkorb zu werfen. Die würde sie nicht mehr brauchen!

Die Pressestelle des Krankenhauses wollte eine Geschichte über Ginny für die Hauszeitung schreiben. Auch die Lokalblätter waren aufmerksam geworden. Um den Photographen etwas mehr Zeit zu gönnen, erklärten wir uns bereit, schon gleich nach dem Mittagessen aufzubrechen.

Dan mußte vormittags noch ins Büro, ich noch einmal bei der Heilgymnastik zusehen und lernen, wie ich ihr den Knöchel bandagieren mußte, damit sie noch mehr Halt hatte. Ich würde danach mittags heimfahren und Dan abholen.

Ginny ging sonst sehr gern in die Physiotherapie, aber an diesem Vormittag glaubte sie, als sie mich sah, jetzt ginge es heim. Sie konnte zwar noch nicht reden, aber ihr Ge-

sichtsausdruck sprach eine deutliche Sprache. Ich hatte ja gesagt, heute dürfte sie heim. Sie wollte nichts anderes. Sie sah mich an, als hätte ich sie belogen. Sie war schwer zu überzeugen, daß wir erst mittags führen. Sie machte auch die Übungen nur unter Protest. Die Stunde war heute sehr kurz. Ich versprach, daß wir die Übungen später daheim noch einmal wiederholen würden.
Viele kamen, ihr Lebewohl sagen: ihre Freunde unter den Patienten und die Schwestern, die so viel dazu beigetragen hatten, daß wir diesen Tag erleben durften.
Wir fuhren wieder nach oben. Sie sollte essen. Aber damit war es wie mit der Heilgymnastik: Sie meinte, wenn wir es wegließen, käme sie rascher heim.
Unglücklicherweise mußte ich auch noch Dan und Ginnys »Heimfahrkleider« holen. Sie war untröstlich. Ich hatte nicht geahnt, daß dieses Arrangement ihr so zusetzen würde, doch wahrscheinlich wäre sie, wenn wir sieben Uhr morgens als Heimfahrzeit genannt hätten, bereits um fünf Uhr startbereit gewesen.
Einige der Volontärinnen und Schwestern, die an diesem Tag Ausgang hatten, kamen, um ihr auf Wiedersehen zu sagen. Theoretisch darf ja kein Pflegender sich an seinen Patienten gefühlsmäßig binden, aber alle liebten Ginny wie ihr eigenes Kind. Sie hatte mit ihnen gelebt und war ihnen fast gestorben. 143 Tage lang hatte sie zu ihnen gehört, deshalb opferten viele ihren freien Nachmittag, um dabeizusein, wenn sie nach Hause durfte.
Wir hatten ihr ein hübsches hellblaues Kleid angezogen (sie wäre am liebsten in Hemd und Blue jeans gefahren), Schwester Diane hatte ein passendes Band dazu gefunden und knüpfte ihr daraus ein Schleifchen in ihr stellenweise

wieder nachgewachsenes Haar. Eine der Volontärinnen brachte ihr ein altmodisches Blumensträußchen.
Es kamen Photographen und Reporter. Es wurden Aufnahmen gemacht und Notizen für die Zeitungen. Sie war zwar ungeduldig heimzukommen, aber sie sonnte sich doch in all der Aufmerksamkeit und Beachtung.
Die Stationssekretärin brachte als Krönung ihrer vielen Aufmerksamkeiten eine Torte mit Kerzen und gab Ginny sozusagen eine Abschiedsparty. Wir hatten so etwas Ähnliches nach drei und vier Monaten Klinikaufenthalt getan, damals hatte sie die Kerzen nicht ausblasen können. Jetzt hatte sie es wieder gelernt und pustete vergnügt drauflos.
Das Krankenhauspersonal hatte nicht nur Ginny ins Herz geschlossen, sondern auch mich. Ich verließ nahestehende Freunde. Sie gehörten von nun an zu meinem Leben. Jeder von ihnen hatte zu Ginnys Wiederherstellung beigetragen. Worte waren zu schwach, um die Dankbarkeit und Zuneigung auszudrücken, die ich für sie empfand. Man kann doch nicht sagen: »Danke, daß Sie uns unsere Kleine wiedergeschenkt haben.« Wie soll man sich in einem solchen Augenblick überhaupt verabschieden?
Alle Schwestern, alle Hilfsschwestern und Volontärinnen, die im Moment auf der Station abkömmlich waren, gaben uns das Geleit bis zur Tür. Es war die gleiche Tür zur Ambulanz, durch die man sie vor fünf Monaten hereingetragen hatte.
Alle lächelten, wünschten ihr alles Gute, versprachen, sie zu besuchen, küßten sie zum Abschied. Dan fuhr sie zum Wagen, hob sie aus dem Rollstuhl und legte sie mir in die Arme. Er fuhr den leeren Rollstuhl zurück ins Haus, und alle ihre Freunde weinten.

17. Kapitel

Obwohl wir Ginny schon die vergangenen fünf Sonntage nach Hause gebracht hatten, war es diesmal etwas anderes. Nun war die Familie wieder vereint und nicht nur für Stunden. Wir würden morgen früh aufwachen, und sie würde da sein. Abends, wenn ich nachsah, ob auch alle Kinder schliefen, würde ich nicht mehr an ihrem leeren Bett vorübergehen. Sie gehörte wieder uns.

Mrs. Clancy hatte die anderen Kinder versorgt, während wir Ginny holten. Die gute Seele hatte rasch noch eine Torte gebacken und mit Zuckerguß draufgeschrieben: »Willkommen daheim Ginny.« Das sah ihr wieder ähnlich.

Einer der Zeitungsreporter hatte nicht rechtzeitig im Krankenhaus sein können, er rief an und fragte, ob er zu uns nach Hause kommen dürfe. Er fiel uns ins Essen, gerade als wir die Torte anschneiden wollten.

Er entschuldigte sich wegen der Störung und versicherte, er brauchte nur ein paar Minuten. Er gruppierte alle Kinder um den Küchentisch, bat zwei von ihnen, Ginny die Torte hinzuhalten, damit die Leute wüßten, daß sie die

Hauptperson sei. Er ahnte sicherlich nicht, was für eine Freude er uns mit dieser Anordnung machte. Auf dem Foto würde man nicht sofort sehen, welches Kind so schwer verunglückt war.

Gemächlich tranken wir unseren Kaffee und aßen Torte. Zum ersten Mal seit über zwanzig Wochen brauchten wir nicht zu schlingen und in die Klinik zu stürzen, um die Besuchszeit nicht zu versäumen.

Als die Zeit kam, schlafen zu gehen, tauchte wieder die Frage auf: Wie bringen wir sie sicher unter zur Nacht? Als sie zu Besuch kam, war immer einer bei ihr im Zimmer geblieben, während sie ruhte, aber wir konnten schließlich nicht die ganze Nacht aufbleiben.

Es war uns wichtig, daß sie so vollständig wie möglich wieder ins normale Alltagsleben zurückkehrte und auch in ihrem eigenen Bett schlief. Wir hatten erst etwas mit den Seitengittern eines ehemaligen Kinderbettchens improvisieren wollen, aber das sah uns zu sehr nach Krankenhaus aus. Das Bett war niedrig und stand an der Wand. Ich steckte flache Kissen unter die Vorderseite der Matratze, damit sie eher zur Wand rollen würde, und legte vor das Bett sicherheitshalber dicke Decken auf den Boden.

Mitten in der Nacht wachten Dan und ich plötzlich auf. Es hatte irgendwo gebumst, und Ginny weinte. Sie war also doch aus dem Bett gefallen. Wir hoben sie auf und untersuchten sie genau. Es war ihr nichts passiert. Sie schlief auch bald wieder ein. Die Versuchung, die Seitengitter doch noch anzubringen, war groß, aber schließlich fielen alle Kinder mal aus dem Bett. Die Möglichkeit, daß sie sich dabei weh tat, war gering. Ich mußte sie »alles mitmachen« lassen.

Sie schlief sanft und süß den Rest der Nacht – im Gegensatz zu uns. Obwohl wir überzeugt waren, daß wir es richtig gemacht hatten, horchten wir ständig. Warum war sie überhaupt gefallen? War sie im eigenen Bett aufgewacht und hatte vergessen, was geschehen war, hatte sie einfach aufstehen und ins Badezimmer gehen wollen?

Am Freitag hatten wir »frei«, aber am Sonnabend mußte sie wieder zur Therapie in die Klinik. Wenn man sie ganz fest stützte, konnte sie sich vorwärtsbewegen. Dan und ich ließen den Rollstuhl zu Hause, hielten sie von beiden Seiten, und sie »ging« zum Wagen hinaus. Alles war prächtig, bis zu dem Moment, wo wir vor dem Krankenhaus parkten. Sie wollte nicht hinein. Es kam ihr verdächtig vor, und sie meinte wohl, wenn sie erst drin wäre, würde sie wieder dortbleiben müssen. Das war begreiflich. Auch nach anderen Besuchen zu Hause hatten wir sie wieder hingebracht und dort gelassen. Wie sollte sie wissen, daß es diesmal anders war?

Wir mußten viel reden und ihr hoch und heilig versprechen, es sei nur für die Therapie. Wenn man einem Kind gegenüber immer Wort gehalten hat, traut es dem »Versprochen ist versprochen«. Sie ließ sich hineinbringen.

Einige der ihr bekannten Schwestern wußten, für welche Uhrzeit sie bestellt war, kamen hinunter in die Physiotherapie-Abteilung und besuchten sie. Sie wurde viel geneckt, daß sie noch immer freiwillig in die Klinik käme. Ob sie mit ihnen hinaufkommen und dableiben wollte? Sie konnte zwar nichts sagen, zeigte aber deutlich: Geht ihr nur nach oben, ohne mich. Ich geh zu der Tür dort hinaus und wieder heim.

Willig machte sie ihre Übungen mit Raleigh, doch dann

kam Frank Volz, um die Sprechtherapie fortzusetzen. Dazu hatte er sie bisher immer in ein stilleres Extrazimmer mitgenommen, damit sie nicht abgelenkt wurde. Nach der Heilgymnastik hatte ich ihr adieu gesagt, und sie war mit Frank losgezogen, um anschließend zum Ausruhen auf ihr Zimmer gebracht zu werden. Da ich diese anderthalb Stunden zu Hause besser verwenden konnte, war ich inzwischen weggefahren. Das hatte sich bewährt und war zur Gewohnheit geworden.

Nun bekam sie es doch wieder mit der Angst. Würde ich nicht verschwinden, während sie mit Frank Volz in das Zimmer fuhr, wie all die Monate vorher? Er begriff, was in ihr vorging, und suchte sich eine ruhige Ecke, von der aus sie uns im Auge behalten konnte.

Beide therapeutischen Sitzungen waren nur kurz, legten aber den wesentlichen Grund für ihre Überzeugung, sie könne nun immer getrost ins Krankenhaus fahren, und man würde sie wieder heimlassen.

Solange Dan dabei war, um mir notfalls zu helfen, wollte ich ausprobieren, ob ich nicht ohne das Ungetüm von Rollstuhl auskäme, den man jedesmal in den Wagen laden mußte. Ich zog ihr den Mantel an, während sie im Warteraum saß, zog mich selber an und packte sie dann fest und sicher unter beide Achseln. Ich bekam sie die Auffahrt hinauf und in den Wagen. Unsere rückwärtige Veranda war schon schwieriger. Aber ich dachte mir, auch das ließe sich lernen. Sie mußte Dienstag, Donnerstag und Sonnabend in die Klinik. Während ich sie dorthin begleitete, brauchte ich schon einen Babysitter für Roberta. Schaffte ich es nicht allein, so würde ich zwei Hilfen brauchen.

Die Stufen zu unserer Veranda sind steil und hoch. Es war nicht leicht, aber wir schafften es. Sonderbarerweise waren nicht die Stufen das Schlimmste, sondern der Augenblick, in dem ich sie stützen und gleichzeitig die Tür öffnen mußte. Gewöhnlich brauchten wir jedoch auf den Stufen lange genug, so daß derjenige, der bei Roberta Babysitter spielte, uns erspähte und uns die Tür öffnete, ehe wir sie erreicht hatten.

Es war vorteilhaft für Ginny, ungefähr zweieinhalb Stunden hintereinander bei der Therapie zu bleiben. Natürlich arbeitete sie nicht die ganze Zeit, aber Raleigh fand, daß sie viel mehr erreichte, wenn sie Gin nach den ersten Übungen etwas ausruhen, mit Bauklötzen spielen, Perlen auffädeln oder malen ließ.

Bei ihrem »Spielstündchen« bedurfte sie vieler Hilfe, doch die freiwilligen Helfer in der Klinik freuten sich über die Gelegenheit, sich mit ihr zu beschäftigen. Einer der jungen Männer zeigte ihr Zauberkunststücke, und sie wurde nie müde, seine Fingerfertigkeit zu bewundern. Bald hatte sie heraus, wohin das Geldstück verschwand, und er mußte sein Repertoir erweitern. Ein anderer arbeitete nur donnerstags. Ginny zählte die Tage an den Fingern ab, bis sie ihn wiedersah, denn das bedeutete gewöhnlich eine »Tee-Einladung« in die Cafeteria der Klinik.

Raleigh, die wußte, wie vieles zu Hause unerledigt liegen blieb, beeilte sich, damit ich nicht zu lange auf Ginny warten mußte. Bald hatte Ginny genügend Vertrauen, so daß ich sie in die Klinik bringen und umkehren konnte. Sie zweifelte nicht mehr daran, daß ich sie wieder abholte. Schließlich kam es so weit, daß sie bei meiner Rückkehr nach einigen Stunden nicht ganz sicher war, ob es nicht lustiger sei, dortzubleiben und zu »spielen«.

Ginny hatte immer besonders gern im Haushalt geholfen. Davon ließ sie sich jetzt nicht zurückhalten, wenn sie auch weder gehen noch reden konnte. Am zweiten Sonnabend daheim überraschte Dan sie bei einer Tätigkeit, die ich nicht für möglich gehalten hätte.

Wenn wir sein Arbeitszimmer saubermachten, trugen wir immer alle Stühle in die Diele. Der Boden war eingewachst, und das Bohnerwachs bereits trocken. Sie fühlte sich berufen, die Stühle wieder zurückzutragen, wie sie es vor ihrem Unfall häufig getan hatte.

Als Dan sie fand, rutschte sie geschäftig über den Boden, zerrte die Stühle einzeln hinter sich her, bis alle wieder an ihrem Platz standen. Die Stuhlbeine standen auf Rollen, und sie muß wer weiß wie oft damit über ihre Finger gefahren sein. Das war ihr egal, ebenso gleichgültig wie die viele Anstrengung, die sie investieren mußte. Wichtig war ihr die Freude und Befriedigung, »Daddy zu helfen« – wie früher.

Im Krankenhaus hatten die Ärzte sie in der ersten Zeit öfters aufgefordert, die Zunge herauszustrecken, um festzustellen, ob sie hören, verstehen und einem Befehl gehorchen könne. Sie hatte es nie getan. Ich wußte, daß sie hörte und verstand, der einzig denkbare Grund war für mich, daß sie es immer frech und ungezogen gefunden hatte, jemandem die Zunge herauszustrecken.

Ihr Sprechtherapeut, Frank Volz, entdeckte nach Monaten, daß sie die Fähigkeit verloren hatte, die Zunge herauszustrecken. Sie konnte es nicht, die Muskeln, die dazu nötig waren, gehorchten ihr nicht. Er kämpfte heldenhaft darum, es ihr beizubringen, aber es half nichts. Und ohne diese Kontrolle über ihre Muskeln war es praktisch unmöglich, sie das Sprechen zu lehren.

Als ich sie nach der Therapie abholte, war Raleigh freudig erregt. »Ich muß Ihnen etwas zeigen.« Sie wandte sich zu Ginny. »Zeig mal die Zunge.«

Nichts.

Sie war ganz enttäuscht, holte sich dann einen Mundspatel und hielt ihn Ginny an die Lippen.

»So, Ginny, jetzt schieb das mal mit der Zunge weg!«

Sie tat es.

Es bedurfte noch mehrerer Versuche, aber schließlich konnte sie es auch ohne Spatel. Raleigh hatte herausbekommen, daß die Muskeln gehorchten, wenn man ihnen etwas gab, wogegen sie andrücken mußten. Das erweiterte die Lautgruppe wesentlich, die sie mit Franks Hilfe aufs neue erlernte.

So wenig exakt man von einem Baby sagen kann, an welchem Tag genau es zu sprechen anfängt, so wenig läßt sich bestimmen, wann Ginny die Sprache wiedererlangte. Es bedurfte vieler Monate schwerer Arbeit. Durch den neuen Gebrauch der Zunge entstanden mehr Laute, aus denen sich Wörter bilden ließen. Und es wurden auch mehr Wörter für andere verständlich, nicht nur für uns.

Raleigh hatte sieben Monate lang geduldig gearbeitet. Sie hatte den Spielraum sämtlicher Gelenke erweitert, Ginny beigebracht, im Sitzen das Gleichgewicht zu halten, sich auf die Seite zu drehen und sich sogar selbständig aufzusetzen. Und obwohl es so aussah, als würde es endlos dauern, weil sie den linken Arm nicht benutzen konnte, lehrte sie Ginny kriechen.

Wie sich kein klarer Übergang vom Stummsein zum Sprechen abzeichnete, gab es auch keinen bestimmten Tag, an dem sie anfing, selbständig zu gehen. Sie hatte lange am Barren geübt und konnte schließlich frei stehen. Irgendwann tat sie ein paar Schrittchen. Raleigh hatte versucht, sie an den Gebrauch von Krücken zu gewöhnen, aber die verweigerte Ginny. Es war schwer zu sagen, wann sie uns bloß in die Arme taumelte und wann es bewußte Schritte waren.

Schließlich vermochte Ginny mehrere Minuten hintereinander zu stehen und brachte es zu dem Rekord von sechsunddreißig Schritten.

Obwohl andere Gymnastinnen mit Ginny arbeiteten, wenn Raleigh ihren freien Tag hatte, standen sie mir doch nie so nah. Ich liebte Raleigh, teils, weil sie ein so wunderbarer Mensch war, teils auch, weil sie mir das entscheidende Bindeglied zwischen Ginnys Leblosigkeit und Genesung zu sein schien.

Als sie mir erzählte, sie verließe ihren Posten in der Klinik Anfang Mai, war ich furchtbar enttäuscht, aus ganz egoistischen Gründen, weil ich bezweifelte, daß Ginny mit jemand anderem so gut arbeiten würde, aber auch weil Raleigh nun um ihren Lohn kommen würde, nämlich Ginny auf eigenen Beinen aus der Klinik marschieren zu sehen, ein wiederhergestelltes, normales kleines Mädchen.

Aber ich durfte nicht nur an uns denken. Raleigh hatte Besseres vor. Sie erwartete ihr erstes Kind und zog mit ihrem Mann nach Colorado. Das Baby hatte Glück, eine solche Mutter zu bekommen.

Auch Ginny hatte sich innig an Raleigh angeschlossen. Würde sie sich einer neuen Heilgymnastin unterordnen? Rita würde sie nun übernehmen. Die hatte ich in ihrer

Abteilung bei der Arbeit gesehen. Sie war sehr groß, hatte langes, dunkles Haar und ein warmes, klingendes Lachen. Bei den wenigen Malen, als sie Raleigh vertrat, hatte ihre Freundlichkeit und Tüchtigkeit mir großen Eindruck gemacht. Ich zweifelte nicht an Ritas Eignung, aber an Ginnys innerer Bereitschaft angesichts einer so einschneidenden Veränderung.

Wie schon oft, hatte ich sie auch diesmal unterschätzt. Zwischen den beiden bahnte sich ein ausgezeichnetes Verhältnis an. Wir hatten wirklich großes Glück mit all diesen liebevollen, ganz in ihrer Arbeit aufgehenden Menschen. Aber wenn sie anders geartet gewesen wären – hätten sie sich einen so schweren Beruf erwählt?

Endlich wurde die Geduld von Frank Volz belohnt: Die Laute wurden zu Worten. Täglich wurde Ginnys Wortschatz ein klein wenig größer. Es hatte weit länger gedauert als angenommen und vollzog sich ganz anders, als Frank es prophezeit hatte. Im Grunde hatte sich keiner ihrer Fortschritte in der erwarteten Form vollzogen.

Was hätte ich darum gegeben, wenn jemand mir gesagt hätte: »In zwei Wochen wird sie ...«, oder meinetwegen »In fünf Jahren wird sie ...« Noch immer suchte ich den Arzt, der mir offen sagte, ob und wann sie völlig wiederhergestellt sein würde, da sie doch schon sprach und ging, also offenbar ihre geistigen Fähigkeiten noch besaß. Dan fragte Dr. Holtzman, der vom ersten Tag an ihre physikalische Therapie leitete. Der erwiderte ihm: »Ich kann Ihnen nicht sagen, was Sie erwarten dürfen. Ich habe noch nie jemanden gesehen, der nach derart schweren Verletzungen mit dem Leben davongekommen ist.« Es gab keine früheren Erfahrungen, auf die man hätte zurückgreifen können.

18. Kapitel

Als ich noch die Woche über zweimal täglich ins Krankenhaus fuhr, hatte ich immer gedacht, ich würde viel mehr Zeit haben, wenn Ginny erst zu Hause wäre. Ich machte jetzt zwar nur mehr sechs kurze Fahrten pro Woche, aber meine Tage waren genauso voll wie früher.

Ginny beanspruchte eine Menge Zeit. Man mußte ihr die Treppe hinauf- und herunterhelfen, sie ins Badezimmer führen und wieder zurück, ihr die Knöpfe zumachen, die Schnürsenkel binden und ihr bei allem, was sie wieder neu erlernen mußte, helfen. Auch die anderen sechs Schulkinder brauchten mich: Ich mußte ihre Schularbeiten durchsehen und sie unterschreiben, ihnen die Schulbrote streichen, ihre Kleider bügeln und die Millionen Dinge anhören und entscheiden helfen, die Kindern wichtig sind. Und auch ein Minimum an Hausarbeit, Kochen und Waschen brauchte Zeit. Ach, und mein kleines Baby brauchte unbedingt zusätzliche Zeit. Wenn doch der Tag bloß mehr Stunden gehabt hätte!

Waren die Kinder morgens auf dem Schulweg, so stellte ich das Frühstücksgeschirr in den Ausguß und ließ es einweichen, füllte eine Waschmaschine voll und spielte dann »Schule« mit Ginny während der einen Stunde, in der ich versuchte, Roberta ein wenig Brei einzutrichtern. Die »Schule« bestand in dem Versuch, kleine »I«s oder auch »Einser« auf eine gerade Linie zu schreiben. Das klingt so einfach, mißlang aber in allen drei Punkten: beim Schreiben, beim Babyfüttern und bei der Hausarbeit.

Ich versuchte immer wieder, ein brauchbareres System zu finden, aber es klappte äußerst selten. Und es war sehr ermüdend, es durchzuhalten. Ist man erschöpft, so sieht man alles problematischer, als es wirklich ist. Die Hoffnung blieb uns und der wachsende Fortschritt – und das hielt mich in Schwung. Ich probierte es noch einmal anders und gab mir noch ein bißchen mehr Mühe dabei.

Auch bei nur dreimal wöchentlichen Besuchen in der Klinik freundete sich Ginny mit anderen Patienten an. Es waren meist ältere Erwachsene, die sich auf sie freuten, auf ihr Lächeln, ihre gute Stimmung.

Eine besondere Beziehung entwickelte sich zwischen Ginny und einer älteren Patientin, einer schmächtigen, zarten Frau, die ein Bein verloren hatte und daher an den Rollstuhl gefesselt war. Niemand freute sich mehr als sie, als Ginny sie endlich mit »Tante Lil« anreden konnte.

Eines regnerischen, rauhen Maimorgens war Ginny nicht begeistert, in die Klinik fahren zu müssen, und ich konnte es ihr nicht einmal übelnehmen. Wäre nicht die Therapie so wichtig für sie gewesen, ich wäre selber lieber zu Hause geblieben. Um uns beiden einen kleinen Auftrieb zu geben, riet ich ihr, ein paar Blumen im Garten zu pflücken und sie jemandem mitzubringen, den sie gern hatte.

Sie hielt die Blumen so krampfhaft fest, daß sie schon

ziemlich zerquetscht waren, als wir in der Klinik eintrafen. Sie ließ mir kaum Zeit, den Mantel auszuziehen, und führte mich schnurstracks zu Tante Lil. Die arme Frau kämpfte mit den Tränen, als Ginny ihr die Blumen überreichte. Sie bat um einen Pappbecher und stellte sie ins Wasser, ließ sie darin stehen, als sie schon längst welk waren, und hatte mehr Freude daran als am schönsten Gärtnerbukett.

Ehe Raleigh uns verließ, führte sie noch eine neue Übungsart ein, die von nun an zum Tagesprogramm gehörte. Ginnys Sehnen waren jetzt geschmeidiger, und sie selbst bewegte sich so viel, daß man sie nicht länger »strecken« mußte. Statt dessen wurde eine andere schwierigere und einigermaßen schmerzhafte Prozedur notwendig.

Ihre Beinmuskeln arbeiteten ganz ordentlich, bis auf den großen Muskel vom rechten Knie zum Fuß. Sie konnte noch immer rechts die Zehen nicht bewegen. Hob sie das rechte Bein, so hing der Fuß schlapp herunter. Beim Gehen mußte sie den rechten Fuß ziemlich hoch anheben, damit die Zehen nicht über den Boden schleiften. Das war zwar besser, als wenn sie den ganzen Fuß nachgezogen hätte, aber das war auch alles, was sich an Positivem darüber sagen ließ. Das einseitige Hochziehen hatte ihr einen unschönen, stockenden Gang eingetragen.

Nun wurde versucht, durch Reizstrombehandlung den Muskel zu trainieren. Die dazugehörige Maschinerie ist mit ihren vielen Skalen und Steckern ein erschreckender Anblick. Von ihr geht ein langer Draht mit einem bleistiftartigen Ansatzstück aus. Wenn die Heilgymnastin den schwachen Muskel mit diesem Stab berührt, kann sie ihm einen gezielten Elektroschock versetzen und ihn »wecken«.

Der Stärkegrad kann allmählich erhöht werden, bis der Muskel unwillkürlich arbeitet und dadurch eine neue Verbindung zum Gehirn hergestellt wird. Aller Wahrscheinlichkeit nach war der Kontakt zwischen Gehirn und diesem besonderen Muskel unterbrochen. Wenn eine neue Leitung zwischen Hirn und Muskel herzustellen war, konnte sie vielleicht den Fuß wieder bewegen.

Zuerst hatte Ginny Angst und stellte sich an. Es tat natürlich weh, wie jeder Elektroschock. Der Schmerz richtete sich nach der Intensität: Zu Beginn der Behandlung war der Stromstoß so schwach, daß sie ihn gar nicht spürte. Wenn er zunahm, erschrak sie ein wenig. Wenn er seine größte Stärke erreichte, zog sich der Beinmuskel zusammen, der Fuß tat einen Ruck nach aufwärts. Und Ginny weinte.

Doch bald besaß Rita ihr volles Vertrauen. Ginny litt stoisch. Bald lernte sie die Maschine selber bedienen, nur behandelte sie damit nie ihr eigenes Bein, fand es aber wunderbar, jeden zu elektrisieren, der in ihre Reichweite kam.

Die Maschine wurde bei zahllosen Behandlungen eingesetzt. Die abgestorbene Zone in ihrem Bein fing an, sich zu beleben. Der Muskel hatte zwar noch nicht die Kraft, den Fuß zu heben, war aber doch wesentlich besser geworden.

Vor ihrem Unfall war Ginny stolz gewesen auf ihren Spitznamen »das fleißige Lieschen«. Sie dachte offensichtlich keinen Augenblick daran, daß ihre Behinderungen ihr jetzt im Wege standen. Sooft sie nur konnte, stürzte sie sich in die Arbeit. Als erstes rutschte sie auf dem Wohnzimmerboden herum und hob alle Spielsachen auf. Dann lernte sie, sich an den Möbeln entlangzutasten: dabei konnte sie abstauben. Sie hatte den Versuch gemacht, von ihrem Rollstuhl aus den Staubsauger zu betätigen, aber das war nicht gegangen. Immer wenn sie versuchte, mit dem Rohr des Staubsaugers vorzustoßen, wich der Rollstuhl rückwärts aus. (Sie lernte den Gebrauch der Handbremse nie. Sie hatte wohl nicht die Absicht, im Rollstuhl zu bleiben, und verwendete ihre Energie lieber darauf, wieder gehen zu lernen.)

Eines Morgens ließ ich das Frühstücksgeschirr im Ausguß und ging hinauf, um das Baby trockenzulegen. Ginny beschloß den Küchenboden aufzukehren, was sie schon immer gern getan hatte. Sie war nicht allzu fest auf den Beinen, selbst wenn sie sich irgendwo anhielt. Der Besen hängt bei uns an der Wand der Kellertreppe, am Anfang einer Reihe sehr steiler Stufen, die auf rauhem Zementboden hinunterführen. Als ich in die Küche kam, hatte sie die Tür geöffnet, stand oben an der Treppe, hielt sich am Türrahmen fest und angelte nach dem Besen.

Hätte ich sie erschreckt, so hätte sie bestimmt das Gleichgewicht verloren. Ich ging ganz langsam zu ihr und sagte in ruhigem Ton, sie solle ganz still stehenbleiben, ich würde ihr den Besen herunterholen. Das Herz schlug mir im Hals. Ein Ausrutschen, und wir waren womöglich wieder da, wo wir angefangen hatten!

Gott sei Dank, ihr Gleichgewichtssinn war in Ordnung.

Ihre Urteilskraft und Intelligenz arbeiteten tadellos, daher sagte ich ihr, es sei sehr lieb von ihr, aufkehren zu wollen, ohne daß jemand sie darum gebeten hätte. (Das war nämlich eine Tugend bei Ginny, die ich bei einigen meiner großen, kräftigen und körperlich intakten Kindern vergeblich zu entwickeln versuchte.) Ich erklärte ihr umständlich, warum es nicht gut sei, sich über die Treppe zu lehnen, und daß sie sich beim Ausrutschen sehr weh tun würde. Sie schien mich zu verstehen. Vielleicht begriff sie sogar, daß sie in Gefahr gewesen war. Sie ließ sich ruhig von der offenen Kellertreppentür wegführen.

Noch immer fiel ihr Kriechen leichter als alles andere, wir ersetzten daher den Besen durch Handfeger und Schaufel: Sie machte ihre Sache recht ordentlich. Um ehrlich zu sein, in ihrem Bestreben, wieder ganz zur Familie zu gehören und ihren Teil zum Haushalt beizutragen, machte sie ihre Arbeit beträchtlich besser als einige ihrer Geschwister, die nur unter der Bedingung, »erst aufkehren, dann darfst du hinaus und spielen« im Haushalt halfen.

19. Kapitel

Ginny war nun zwei Monate wieder zu Hause. Sie konnte, wenn auch mit Unterstützung, gehen, doch meist kroch oder rutschte sie. Richtig sprechen konnte sie nicht, aber ein paar Wörter sagen, und sie hatte eine eigene Zeichensprache erfunden. Natürlich tat sie, wie alle Sechsjährigen, hier und da etwas, ohne vorher zu fragen, ob das gut und richtig sei.

Ja, in ihrer Entschlossenheit, in allem zu sein wie die anderen, nahm sie eines Tages ihre Zuflucht zu einer List. Die Jungen waren über das Wochenende auf einem Ausflug, die Mädchen hatte ich zum Einkaufen mitgenommen, das Baby schlief. Dan hatte Bürokram aufzuarbeiten, und Gin hatte es sich ganz allein im Wohnzimmer bequem gemacht und hörte Grammophonplatten.

Wenn Dan zwischendurch nachschauen kam, war sie vergnügt dabei, mit Buntstiften zu malen und Musik zu hören. Die Fingerarbeit beim Plattenwechsel war eine ausgezeichnete Übung, und es machte ihr Freude, daß sie es ohne Hilfe fertigbrachte.

Dan, der an seinem Schreibtisch arbeitete, hörte die Musik

zu »Peter und der Wolf«, »Hänsel und Gretel«, »The Sound of Music« und »Mary Poppins« und noch mal Mary Poppins, und immer noch mal Mary Poppins.
Plötzlich fiel ihm auf, daß er seit langem das gleiche hörte. Er ging ins Wohnzimmer. Ginny war weg.
»Gin, wo bist du? Gin! Ginny!« Eine rasche Suche im ganzen Haus: keine Ginny.
Er lief hinaus ins Freie und rief: »Gin! Ginny!«
Siebzig Meter weiter auf dem Gehsteig sah er sie: Sie kroch in Richtung Tante Alice, die sie besuchen wollte.
Er half ihr zurück ins Haus und hielt ihr einen strengen Vortrag, warum sie – ebenso wie die anderen Kinder – nie ohne Erlaubnis aus dem Haus dürfte. Verlegen rutschte sie wieder zu ihrem Plattenspieler und tauschte »Mary Poppins« gegen eine andere Platte aus.
Dan versuchte zu rekonstruieren, wie sie das fertigbekommen hatte. Sie mußte durch die Küche gekrochen sein, hatte wohl die Hintertür aufgehakt – wobei sie den Besenstiel benutzte –, war die rückwärtigen Stufen hinuntergerutscht und auf dem Gehsteig in Richtung auf Alices Haus gekrochen. Er vermutete sogar, daß sie den Plattenspieler mit Absicht angelassen hatte, damit er denken sollte, sie sei noch im Wohnzimmer.
Das Wetter war warm, und sie trug Shorts. Der einzige Schaden, den sie genommen hatte, waren ihre vom Kriechen auf dem Beton aufgeschürften Knie. Der Schaden an Dans Nerven war beträchtlich größer.
Noch immer half Alice uns aus, wann immer sie konnte, und fuhr an den Tagen, an denen ich keinen Wagen hatte, Ginny zur Therapie. Als wir uns einmal über Ginnys Fortschritte unterhielten, äußerte Alice die Hoffnung, die Schu-

le würde ihr eine Privatlehrerin schicken. Ich hatte meine Zweifel: Keines unserer Kinder war über das Kindergartenalter hinaus in eine öffentliche Lehranstalt gegangen, auch Ginny nicht, ich hatte daher kein Recht, jetzt um eine Privatlehrerin zu bitten.

Alice meinte, unser Schulsystem sei auf Schüler wie Ginny, die das Haus nicht verlassen könnten, eingerichtet, und die Tatsache, daß Ginny in die Parochialschule zu den geistlichen Schwestern gegangen war, hätte damit nichts zu tun. Mir machten weniger ihre Berechtigung als ihre Fähigkeiten Sorgen. Zwar war ich in meinem Mutterstolz überzeugt davon, daß sie leicht lernte, aber sie konnte nicht fließend sprechen, und die Schule würde gewiß warten, bis sie einem normalen Lehrplan besser folgen konnte.

Für eine Mutter ist es schwer, eins ihrer Kinder wirklich objektiv zu beurteilen, noch dazu eins, das eine so schwere Verletzung zu überwinden hat. Würde auch die Schule oder eine Privatlehrerin sie außergewöhnlich begabt, vernünftig und schnell von Begriff finden?

Ich rief die Schulbehörde an, in der vagen Hoffnung, daß man Gin für irgendeinen späteren Zeitpunkt auf einer Liste vormerken würde. Als ich der Sekretärin die Situation erklärte, unterbrach sie mich. Sie wußte bereits alles über Ginny und gab ihrem Erstaunen Ausdruck, daß ich mich nicht längst gemeldet hätte.

»Aber sie kann doch noch nicht reden, nur ein paar Wörter!«

»Das macht nichts. Sie hat ein Anrecht auf eine Lehrkraft. Ich werde mal sehen, was sich machen läßt.«

Sie verband mich mit Mr. Hrubes, dem Direktor für »Sonderschulfragen«. Ich gab ihm einen kurzen Überblick, schilderte ihm, so aufrichtig ich konnte, ihre Fähigkeiten und Behinderungen. Er überlegte und sagte dann: »Ich schicke Ihnen in ein, zwei Tagen eine Lehrkraft.« Und fügte dann etwas hinzu, worüber ich mich sehr freute: »Wenn sie erst wieder richtig zur Schule gehen kann, tun Sie sie nicht in die »Sonderklasse«. Sie ist krank, nicht behindert!«

Es gab mir ein gutes Gefühl, daß ein Fachmann auf diesem Gebiet das gleiche Vertrauen in ihre Fähigkeiten setzte wie ich. Für mich besagte »krank«, daß noch eine Besserung denkbar war, »behindert« ließ eine solche Hoffnung nicht zu. Und ich hegte diese Hoffnung immer noch und war nicht bereit, auch nur in Gedanken die Möglichkeit zuzulassen, daß sie behindert blieb.

Am folgenden Morgen rief eine Mrs. Garvey an. Sie würde Ginny fünf Tage in der Woche unterrichten und wollte gern wissen, wann es paßte. Sie kannte die Geschichte von Ginnys Unfall und freute sich auf die Arbeit mit ihr.

Mrs. Garvey hatte selbst eine Familie zu versorgen und vormittags zu tun. Ginny hatte Pflichten in Gestalt ihrer Heilgymnastik und ihrer Mittagsruhe. Es erwies sich als das Beste, wenn Mrs. Garvey täglich nach dem Lunch eine Stunde kam.

Ich weiß nicht, was mich drängte, sie zu fragen, ob sie wüßte, daß Ginny nicht sprechen könnte.

Nein, das sei nicht erwähnt worden. Sie würde trotzdem versuchen, ihr irgendwie weiterzuhelfen. Ihre Zuversicht klang plötzlich ein wenig besorgt.

Als sie am nächsten Tag kam, sah sie noch ängstlicher aus, als ich es mir vorgestellt hatte. Eine muntere Blondine, etwa Mitte Zwanzig, voll natürlicher Warmherzigkeit: Sie schien mir die ideale Lehrerin für Gin, wenn es nicht überhaupt für alles Lernen noch zu früh war. Ich versuchte ihr dadurch Mut zu machen, daß ich Ginny in den höchsten Tönen lobte. Sie arbeite sehr fleißig, höre aufmerksam zu und merke sich alles, was man ihr sagte. Wenn sie zunächst auch nur für sich lesen lernen könne – eines Tages würde auch ihre Sprache wiederkommen, und dann würde sie laut lesen können.

Mrs. Garvey blieb auch angesichts meiner Hoffnung leicht skeptisch, erklärte sich mit einem Versuch einverstanden und meinte, Ginny könne vielleicht wieder lernen, mit dem Druck-Kasten umzugehen. Gab man ihr kleine Blöckchen mit Zahlen darauf, würde sie auch das Rechnen wieder begreifen.

(Ich sah beim Rechnen keinerlei Probleme. Wenn man so oft für neun Personen den Tisch deckt, werden zumindest die Ziffern zwischen eins und neun zum lebendigen Begriff. Vor ihrem Unfall taten Ginny und Theresa das immer gemeinsam, und in ihrer Unterhaltung hieß es oft: »Du hast ja nur sechs Teller gebracht, hol noch drei. Wir haben nur vier Gabeln, hol noch vier. Nein, dann sind es erst acht, hol noch fünf!« Wer tagtäglich mit so vielen Menschen lebt, lernt rechnen, ganz besonders dividieren: Es ist nicht leicht, drei Schokoladenriegel in sieben Teile zu teilen.)

In Wahrheit war ich keineswegs sicher, wie weit sich Gin noch an die Zahlen erinnerte, und ihre Schrift war weiß Gott noch keine Schrift. Ihre Geschicklichkeit war inzwischen so weit gediehen, daß sie ganz ordentliche Buchstaben an eine aufrechte Wandtafel schreiben konnte – die größeren Armmuskeln beherrschte sie besser –, aber die feineren Fingermuskeln waren noch immer nicht gut koordiniert, und sie konnte auf dem Papier die Buchstaben schwer auf eine Zeile bringen. Sie hatte auch noch immer Sehstörungen. Ihr linkes Auge war nicht so recht geheilt, die Pupille wich seitwärts aus, dadurch sah sie doppelt. Einen »Einser« auf eine Zeile zu setzen, mußte ihr sehr schwerfallen, da sie dabei vermutlich zwei Bleistiftspitzen und zwei Zeilen sah und nicht wußte, welche Spitze sie auf welche Zeile setzen sollte. Es ermüdete sie auch sehr. Trotzdem arbeitete sie fleißig.

Selbst wenn ich ihre Fähigkeit, lesen zu lernen, überschätzte: etwas würde sie sicherlich profitieren von dem, was Mrs. Garvey ihr beibrachte.

Nach der ersten Stunde blieb Mrs. Garvey zurückhaltend und wollte sich nicht äußern. Nach der zweiten hatte unser aller Begeisterung sie bereits angesteckt. Sie war nun ebenfalls der Meinung, Ginny könne alles wieder lernen.

Mrs. Garveys herzliche Art blieb auf Ginny nicht ohne Wirkung. Sie arbeitete für sie so beflissen wie für alle, die sie liebte. Es war zwar nur eine Stunde täglich, aber für Gin eine ungeheure Anstrengung. Mrs. Garvey ermutigte und lobte sie ständig, und das gab Ginny den nötigen Schwung, noch intensiver zu arbeiten. Sie wollte gern brav sein und Mrs. Garvey Freude machen. Wenn Mrs. Garvey sich freute, war ihr das Belohnung genug.

Ihre Schrift besserte sich, ihre Hand wurde sicherer. Mrs. Garvey versicherte ihr ständig, heute ginge es schon besser als gestern. Daraufhin strengte sie sich noch mehr an.

Mrs. Garvey staunte über ihre Ausdauer und ihren Drang nach Perfektion. Alles mußte ganz richtig sein: Die Buchstaben mußten kerzengerade stehen, genau auf der Zeile, sonst radierte sie und malte von neuem, bis sie zufrieden

war. Und wie bei jedem Kind, das radiert, bekam das Papier vor lauter Eifer manchmal Löcher.
Mrs. Garvey wollte wissen, ob Ginny immer schon ein solcher Perfektionist gewesen sei. Ja, das gehörte zu ihrer Natur.
Zu Anfang ihrer Genesungszeit hatte man uns gewarnt: Unter Umständen könne es bei ihr zu einer Persönlichkeitsveränderung kommen. War sie früher heiter gewesen, so könne sie künftig ein streitsüchtiges, reizbares Wesen sein, wenn sie erst aus ihrem Koma erwachte. Doch nichts davon geschah. Wenn überhaupt von einer Persönlichkeitsveränderung die Rede sein konnte, dann nur in dem Sinne, daß ihre Wesensart sich vertieft und gesteigert hatte.
Mrs. Garvey empfand die gleiche Befriedigung wie wir: Jede neue Fertigkeit wurde als Sieg begrüßt, jede erworbene Kenntnis war ein Triumph.
Wenn die Unterrichtsstunde zu Ende war, brachte Mrs. Garvey Ginny zu mir und sagte ermunternd: »Nun sprich mal der Mami das neue Wort vor, das du kannst. Zeig ihr mal das Sternchen, das du für saubere Schrift bekommen hast.« Dann strahlte Ginny vor Stolz. Und Mrs. Garvey schmeichelte meinen Muttergefühlen mit Bemerkungen wie: »Wissen Sie, von meinen Schülern ist mir Ginny der größte Ansporn, bei ihr fühle ich mich am reichsten belohnt. Mit ihr zu arbeiten, ist ein Geschenk für mich.«
Mit den üblichen Methoden konnte auch Mrs. Garvey Ginnys Leseschwierigkeiten nicht beikommen. Sie hatte sich ein System mit Bildkarten ausgedacht, mit deren Hilfe sie feststellte, ob Ginny die Wörter tatsächlich wiedererkannte. Vielleicht hatte ich ihre Fähigkeiten doch nicht überschätzt?

Der Gedanke »Schule zu haben« wie andere Kinder auch und anschließend »Hausaufgaben« zu machen, gefiel Ginny. Es war wieder ein Schritt in Richtung auf ein normales Leben.

Bei all meinem Mut, meiner philosophischen Einstellung, meinem Glauben oder meiner Hoffnung – wie man es auch nennen will – gab es zwischendurch Zeiten, wo ich alles schwer nahm. Meist dann, wenn ich völlig übermüdet war. Glaube und Erschöpfung vertragen sich schlecht. Es fiel mir schwer, vernünftig zu sein, wenn Gott so viel auf einmal von mir verlangte. Es hieß zwar, er verlange nie mehr, als wir leisten können, aber manchmal geriet ich hart an die Grenze meiner Kraft. Doch bei derlei Dingen gibt es keine Wahl. Weinen und davonlaufen hätte weder Ginny noch ihren Geschwistern, noch Dan oder mir geholfen.

Manchmal mußte ich an das Sonntagsevangelium denken, das eine Woche nach Ginnys Unfall gelesen worden war, vom »Mägdelein, das nicht tot war, sondern nur schlief«. Hatte ich nicht selbst ein solches Wunder erlebt, bei dem ein kleines Mädchen aus »tiefem Schlaf« erwacht war?

Die Lehrschwestern der Schule erkundigten sich regelmäßig nach Ginnys Ergehen. Wenn es Gutes zu berichten gab, erzählten die anderen Kinder aus ihrer Klasse es weiter. Schwester Agnes hatte mich schon mehrfach aufgefordert, Ginny bei Gelegenheit einmal in ihre ehemalige Klasse zu bringen. Eines Tages machten Ginny und ich auf der Heimfahrt von der Therapie dort einen Besuch.

Als erstes gingen wir zur Prinzipalin. Schwester St. James war starr vor Staunen. Sie hatte Ginny zuletzt vor sieben Monaten gesehen, als sie so gut wie tot in der Klinik lag.

Sie führte uns in die erste Klasse. Schwester Agnes fragte

Ginny, ob sie sich nicht setzen wollte. Die Klasse hatte strikte Anweisung, Ginny nicht dabei zu helfen, ihren Platz wiederzufinden, und ihr keinerlei Wink zu geben. Ginny führte mich schnurstracks zu dem Pult, an dem sie früher gesessen hatte.

Die Kinder freuten sich sehr. Es wurde gerade eine Aufführung vorbereitet. Darin kam vor, daß sie »Blumen auf dem Felde« pflückten. Vorne im Klassenzimmer waren reichlich Löwenzahnblüten gestreut. Doch mitten in den Vorbereitungen kam der Schuldiener und kehrte zum Entsetzen der Kinder und zum stillen Vergnügen der Schwester und mir die halbe Dekoration weg. Als die »Blumenwiese« wieder hergerichtet war, lief das Stück programmgemäß ab. Es war ein typisches Erstkläßlerstück, bei dem die Schauspieler steckenblieben, von den »Zuschauern« eingesagt bekamen und in die Rippen geknufft wurden, wenn sie nicht rechtzeitig aufs Stichwort reagierten. Wir amüsierten uns alle köstlich. Ein paar Minuten lang fühlte sich Ginny wieder ganz als Schülerin ihrer Klasse.

Als wir gegangen waren, unterhielt sich die Schwester mit den Kindern darüber, wie Ginny auf sie gewirkt hatte. Es war ihnen recht gleichgültig, daß sie noch eine »Bubenfrisur« trug, nur wenige Worte sagen konnte und beim Gehen gestützt werden mußte.

Ihr wesentlichster Kommentar bestand in dem Ausruf: »Mensch, ist die groß geworden!«

20. Kapitel

Meine Sorgen um meine kleine Roberta wuchsen. Ich hatte mit meiner Schwägerin, deren Baby auf den Tag genau gleich alt war, Notizen verglichen, aber ihre Antworten auf meine Fragen waren immer etwas ausweichend gewesen. Ich erwähnte zwar öfters, daß ich mit ihrer Gewichtszunahme und ihren Fähigkeiten nicht so recht zufrieden sei, aber ich sprach zu niemandem über einen geheimen Verdacht, den ich zu hegen begann.
Sie war jetzt achteinhalb Monate alt. Wenn ich zu ihrer Routine-Kontrolluntersuchung bei Dr. Metcalf fuhr, konnte ich sie getrost auf die Rücksitze legen: Sie konnte sich nämlich noch immer nicht auf die Seite drehen. Diesmal formulierte ich während der Fahrt stumm den Wortlaut dessen, was ich den Arzt fragen wollte.
In seiner Sprechstunde platzte ich schließlich heraus: »Ist sie geistig zurückgeblieben?«
Die Frage muß ihm, nach all den Jahren als unser Hausarzt, nach allem, was er mit uns um Ginny durchlitten hatte, schrecklich gewesen sein. Er brachte es nicht über sich, sich dazu zu äußern, wollte mich nicht belasten und

meinte nur ganz sanft: »Tja, manchmal sieht es fast so aus.« Er sah die Papiere noch einmal durch, die bei Robertas Geburt ausgefüllt worden waren. Es waren die Ergebnisse eines vergleichsweise neuen Tests, bei dem man verschiedene Formen von Entwicklungsstörungen feststellen konnte. Bei ihr hieß das Ergebnis: Negativ.

Und doch: Robertas Hüftgelenke waren übermäßig locker. Ihre Beinchen sprangen aus dem Gelenk, wenn man sie in einem Winkel von neunzig Grad drehte. Er vermutete, es könne hier auch eine angeborene Hüftverformung vorliegen, und schlug vor, ich solle den gleichen Orthopäden aufsuchen, der Ginny die Gipsverbände gemacht hatte.

Dr. Kozinn untersuchte Roberta, nahm verschiedene Tests vor, um ihre Reaktionen zu prüfen, und machte Röntgenaufnahmen. Sie wurden sofort entwickelt. Er kam mit den Ergebnissen zurück, setzte sich und begann einen kleinen Vortrag.

Er kam mir beklommen und besorgt vor. Er war jedenfalls ganz anders als damals bei Ginnys Behandlung. Die Röntgenaufnahmen hatten gezeigt, daß alle Knochen völlig normal waren. Sekundenlang atmete ich auf, fragte mich dann aber, warum er so verstört ist. Dann fing er an, mir vom »Downschen Syndrom« zu erzählen.

Ich hatte keine Ahnung, was das war, und hörte gar nicht recht hin, weil ich merkte, daß er die gleichen Hemmungen hatte wie Dr. Metcalf: Er wußte, wieviel wir mit Ginny durchgemacht hatten, und brachte es nicht über sich, mir die Wahrheit zu sagen.

Schließlich unterbrach ich ihn und sagte: »Herr Doktor, ich fürchte, meine kleine Roberta ist mongoloid.«

Nun wurde er beredt. Er sei zwar nicht sicher, aber sie besäße viele der charakteristischen Anzeichen. Es wäre wohl am besten, wenn wir einen Chromosomentest machen ließen.

Es dauerte keine Woche, da saß ich im Sprechzimmer eines Neurologen und wartete auf das Ergebnis dieser Untersuchung. Auch dieser ernsthafte, gründliche Mann wollte zunächst nicht mit der Sprache heraus. Es schien ihm unmöglich, mir die Wahrheit taktvoll zu sagen.

Schließlich merkte er, daß ich es im innersten Herzen bereits wußte, und gerade das schien ihn noch tiefer zu erschüttern. Vielleicht glaubte er auch, meine Gefaßtheit sei nur Fassade, und ich würde plötzlich eine Szene machen. Schließlich tröstete *ich* ihn, weil ausgerechnet er es mir sagen mußte.

Seit langem hatte ich den Verdacht gehabt: Robertas Augen standen ein bißchen schräg, doch das war bei Paul als Baby auch so gewesen und hatte sich später gegeben.

Sie litt beständig unter Atemnot, doch das hatte Ginny auch getan, bis man ihr mit drei Jahren die Mandeln herausnahm.

Sie war so schlaff, aber das hatte ich auf das Loch in ihrem Herzen geschoben und darauf, daß sie vielleicht nicht genügend Sauerstoff bekam. Sie würde nie so kräftig und lebhaft sein wie unsere anderen Kinder.

In den vergangenen Monaten hatte ich immer wieder über ihre offensichtliche Fehlentwicklung nachgedacht, über ihre Lethargie, über ihr Herzleiden. Als mir jetzt die Wahrheit bestätigt worden war, kam mir alles leichter vor. Nun hatte ich die Erklärung für alles, was mich seit langem beunruhigte. Es waren alles Anzeichen für Mongolismus gewesen, den man korrekt als »Downsches Syndrom« bezeichnet. Ich war regelrecht erleichtert, als die Diagnose feststand.

Alice wußte, wohin ich an diesem Tag gefahren war. Als ich den Wagen vor unserem Haus parkte, kam sie »zufällig« vorbei. Sie ahnte immer, wann ich sie brauchte und wann ich mich mit einem Menschen aussprechen mußte. Als ich es ihr sagte, gab sie zu, daß einige meiner Nachbarn, die Roberta versorgt hatten, als Ginny in der Klinik lag, gemerkt hatten, daß sie zurückgeblieben sei, aber es nicht hatten sagen wollen. Alle glaubten, ich würde das nicht wahrnehmen. Monatelang hatte jeder seine Last allein mit sich herumgetragen, sie, weil sie es mir nicht hatten sagen wollen, ich, weil ich meine Befürchtungen nicht in Worte fassen wollte.

Jetzt wurde es leichter – für alle Teile.

Am schwersten betroffen war meine Schwägerin. Doch als ich die bittere Wahrheit vor ihr ausgesprochen hatte, machte sie uns ein großes Kompliment. »Wenn es schon so sein muß, dann ist es gut, daß sie dich und Dan als Eltern hat.«

Nicht nur das: Es war gut, daß sie uns alle hatte, die ganze Familie, alle liebten sie. Wer wußte besser als Ginny, wie schwer es ist, zu gehen und zu sprechen.

Abgesehen davon hatte ich nie ein Baby gehabt, an dem ich mich bloß freuen und mit dem ich spielen durfte. Die älteren meiner Kinder waren nur ein Jahr auseinander, so hatte ich zwei, drei Kleinkinder gleichzeitig gehabt. Nie war es nur eins gewesen, das man von Herzen genießen konnte. Und ich hatte durch meine täglichen Besuche bei Ginny im Krankenhaus während der letzten fünf Monate so viel Zeit mit Roberta versäumt. Es war gut, daß sie noch lange ein Baby bleiben würde!

21. Kapitel

Ginny ging es immer besser. Die in der Klinik geschlossenen Freundschaften waren dauerhaft. Wer versprochen hatte, sie zu besuchen, kam auch, trotz eigener Familie und Sorgen. Die beiden kleinen Mädelchen, die mit Gin in einem Zimmer gelegen hatten, kamen, der Vater, dessen Baby so krank gewesen war, kam auf dem Heimweg von der Arbeit und brachte einige seiner Kinder mit. Ginny pflegte immer noch in seinen Taschen nachzusehen, ob er wieder etwas Süßes mitgebracht hätte. Seine Frau rief an, sie könne im Augenblick nicht weg, weil ihr Kleiner immer noch krank sei, aber wir sollten im Sommer mit allen Kindern kommen und ihr Schwimmbecken benutzen.

Was an Geschenken für Ginny eintraf, war liebevoll ausgesucht. Eine Frau aus dem Büro meines Vaters erkundigte sich regelmäßig, wie weit sie schon sei, und als sie erfuhr, daß Ginny anfing, ihre Hände koordiniert zu bewegen, fand sie ein einfaches Spiel aus großen Perlen, die man aneinanderklemmen und zu Halsketten formen konnte, und schickte es ihr.

Als Ginnys Gleichgewichtssinn sich besserte, hörte eine Vo-

lontärin im Krankenhaus zufällig, daß Ginny kein Fahrrad besaß. Drei Tage später wurde ein wunderschönes neues Rad bei uns abgegeben.
Freunde schickten ihr neue Kleider: Sie wußten, daß sie aus allen alten inzwischen herausgewachsen war. Sie wurde das eleganteste Mädelchen der ganzen Gegend. Eine Dame, mit der mein Vater seit Jahren auf Grüßfuß stand, erzählte ihm eines Morgens, ahnungslos, von dem tragischen Unfall, an dessen Folgen eines der beiden betroffenen Kinder immer noch litte. Vater sagte ihr, daß es seine Enkelin sei.
Als der Vorortzug im Bahnhof einlief, bat die Dame ihn, »einen Augenblick zu warten«. Sie kaufte nicht nur Süßigkeiten für all unsere Kinder, sondern überreichte ihm auch einen Umschlag mit Geld, »um damit Ginny einen besonderen Wunsch zu erfüllen«.
Ich wohnte mein Leben lang am gleichen Ort, und so kannten mich viele Menschen seit Kindertagen. Einige meiner Schulkameradinnen waren zwar weggezogen, doch ihre Eltern wohnten noch da. Sie hatten jetzt Kinder in meinem und Enkel in Ginnys Alter. Dadurch schien das Unglück, das uns betroffen hatte, sie persönlich anzugehen.
Eine meiner Freundinnen hatte selbst sieben Kinder. Sie lud uns mit sämtlichen Kindern in ihr gepflegtes Heim zum Essen und Schwimmen ein. Ich zögerte, die Einladung anzunehmen, da sagte sie ermutigend: »Was können Ihre Kinder schon anrichten, was unsere nicht bereits angerichtet haben?«
Während Ginnys Krankheit erkundigte sie sich laufend nach ihrem Ergehen. Als sie erfuhr, daß sie die Hände wieder gebrauchen konnte, schickte sie Buntpapier und Sche-

ren, Stifte und Ausschneidebögen – wahre Schätze für alle unsere Kinder. Es wurde »Schule« gespielt. Bernadette war die Lehrerin, Ginny und Celia die Schülerinnen. Die leuchtendbunten Farben, die von der »Lehrerin« gestellten »Aufgaben in Kunsterziehung« waren der Ansporn für Ginny, wieder mit der Schere umgehen zu lernen.

Wie oft kamen Briefe mit beigefügtem Scheck »für ein besonderes Vergnügen«. (Einen verwendeten wir dazu, die ganze Familie ins Kino zu fahren). Wann immer wir konnten, leisteten wir uns dafür etwas Besonderes. Aber oft wurden aus dem »besonderen Vergnügen« schlicht zwei Kästen Milch oder ein höchst notwendiges Paar Schuhe. Die Geschenke halfen uns sehr.

Mögen doch alle für ihre Großmut belohnt werden, mit der sie uns in einer Zeit bedachten, in der wir sie verzweifelt nötig hatten!

22. Kapitel

Etwa Anfang Juni, über acht Monate nach ihrem Unfall, kehrte Ginnys Sprechvermögen endlich zurück. Es gab immer mehr Wörter, die sie aussprechen konnte, und sie verfügte bereits über mehrere »brauchbare« Sätzchen, zum Beispiel »Ich habe Hunger«, »Ich habe Durst«. Ihr Lieblingssatz war jedoch: »Ich kann mir die Schuhe zubinden«, obwohl sie das in Wahrheit noch nicht allein schaffte. Sie konnte sich völlig selbständig anziehen und die größeren Knöpfe zuknöpfen.

Auch ihr Gang wurde besser. Bis jetzt hatte sie sich an Wänden und Möbelstücken entlanggetastet, jetzt konnte sie schon kurze Strecken frei gehen. Sie fiel seltener hin. Ihr Bruder John übernahm es, mit ihr zu üben, ging rückwärts vor ihr her, jederzeit bereit, sie aufzufangen. Es war etwas beängstigend, den beiden zuzusehen: Ginny wankte wie eine Betrunkene, die sich auf dem geneigten Deck eines Schiffes aufrecht halten möchte. Vor Aufregung und Eifer wurde ihr oft schwindlig, und sie mußte schrecklich lachen, dabei verlor sie dann den Rest der Balance. Ihr Lachen steckte an, und John lachte mit, wurde aber rasch wieder

ernst und schalt: »Komm, Ginny, mach weiter, du mußt gehen lernen, damit du denen in der Therapie zeigen kannst, daß du vorwärtskommst.«
Mittlerweile war es warm genug, um das Planschbecken im Hof aufzustellen, das nur vier Meter lang und knapp einen Meter tief war, so daß sie sich darin völlig sicher fühlte. Doch bei ihren »Schwimmstunden« im Hubbard Tank der Klinik hatte sie jemanden, der ihr unter die Achseln griff und ihr den Kopf über Wasser hielt. Jetzt wollte sie es selber versuchen.
Ich stand mit einem Stoßgebet im Herzen am Küchenfenster und sah zu, wie Dan sie ins Wasser hob. Es ging ihr bis zur Taille, sie hielt sich am Beckenrand fest. Dann atmete sie tief ein und tauchte, als sei nichts geschehen. Sie schluckte Wasser und konnte sich nicht wieder aufrichten. Ihre Brüder Paul und John waren in Bruchteilen von Sekunden bei ihr, halfen ihr auf, ließen sie das Wasser aushusten, und ehe sie ängstlich werden konnte, zogen sie sie beim Schwimmen durch das Becken hinter sich her. »Los, Ginny, sieh mal, wie du das kannst!« Sie planschte fröhlich im Wasser herum, kaum gestützt von ihren Brüdern. Ich hätte weinen können vor Freude.
Wie immer, wenn alle Kinder in den Sommerferien zu Hause waren, war das Leben herrlich. Ihre Gesellschaft und ihre Anregungen taten Ginny gut. Ohne alle Stundenpläne hatten wir Zeit für die kleinen, unerwarteten Freuden. Die Kinder halfen im Hause, wo es ging, und wir nahmen sogar ein Riesenprojekt wieder auf: den Bau einer Mauer zum Gehsteig hin. Die Garage war verlegt worden, die ehemalige Auffahrt lieferte uns die nötigen Betonbrocken. Die Jungen zerschlugen den Beton mit Vor-

schlaghämmern, lockerten ihn mit dem Brecheisen und luden ihn auf Schubkarren. Die Mädel halfen bei den leichteren Erdarbeiten, ebneten und füllten Erde zwischen die einzelnen Lagen. Ginny tat mit – zumindest fuhr sie in den leeren Schubkarren mit zurück, wenn neue Steinbrokken geholt wurden. Die Nachbarn bezeichneten unser Vorhaben als die »große Carson-Mauer«, und des öfteren kamen fremde Kinder und wollten auch mithelfen.

Haushaltspflichten sind nicht annähernd so lustig wie der Bau einer Mauer, auf den die Kinder mit Recht stolz waren, so überredeten die Jungen die Mädchen manchmal, für sie Geschirr zu spülen, damit sie draußen weitermachen könnten. Doch jeder hatte seine bestimmte, ihm übertragene Pflicht und half darüber hinaus manchmal den anderen, damit die Arbeit schneller vorbei war. Ginny war auch »eingeteilt«, und wenn einer nicht tat, was seines Amtes war, stupste, ermutigte und ermahnte sie ihn.

Gewöhnlich half ich ihr, wenn sie mit Geschirrspülen an der Reihe war. Eines Tages mußte ich unmittelbar vor der Küchentür ein paar Setzlinge pflanzen und ließ sie schon allein anfangen. Sie machte sich fröhlich ans Abräumen des Eßtischs.

Ich war draußen fast fertig, da hörte ich sie laut aufschreien und stürzte zu ihr. Sie stand, ein Glas in jeder Hand, die ihr wegzurutschen drohten. Da sie sich ganz auf die Gläser konzentrierte, konnte sie die Füße nicht so koordinieren, um einen Schritt zu tun. Es war schwer zu sagen, wovor sie die größere Angst hatte, vor dem Hinfallen oder dem Zerbrechen der Gläser. Eins aber stand fest: Bei Bewegungen, die unsereiner automatisch macht, mußte sie sich konzentrieren.

Sie beruhigte sich, und ich wusch das Geschirr. Kaum kehrte ich ihr den Rücken, hatte sie sich schon einer neuen Beschäftigung zugewandt. Früher hatte sie im Kriechen den Boden mit Schaufel und Handfeger aufgekehrt. Jetzt hatte sie es sich in den Kopf gesetzt, es wieder mit dem großen Besen zu versuchen.

Da ihr die Gläser beinahe aus der Hand gefallen waren, wollte ich ihr Gelegenheit geben, sich bei etwas anderem zu bewähren – sie hatte Selbstbestätigung so nötig –, und sah untätig zu, wie sie sich aufrecht hinstellte, um ihre Balance kämpfte, kehrte, so weit der Besen reichte, sich dann einen neuen Standort suchte und aufs neue kehrte. Sie war begeistert, daß sie es mit dem großen Besen schaffte, und ich auch. Ich umarmte sie und sagte ihr, sie sei sehr brav. Da blickte sie zu mir auf und erwiderte: »Und wenn ich bös bin, dann bin ich *sehr* bös.«

Wie einst in gesunden Tagen, wurde sie auch jetzt ungenießbar, sowie sie übermüdet war. Man konnte dann nichts anderes tun, als sie ins Bett packen. Wenn sie wieder aufwachte, sagte sie oft: »Die böse Ginny ist jetzt weg und die liebe Ginny wieder da.«

Ihre Sprache besserte sich auf das erfreulichste. Es hatte so lange gedauert, daß wir es jetzt um so höher zu schätzen wußten, uns richtig mit ihr unterhalten zu können. Manchmal fiel ihr das gewünschte Wort nicht gleich ein, aber sie konnte doch ausdrücken, was sie hatte sagen wollen. Wenn ihr die Lautfolge eines Wortes, wie etwa »Garage«, nicht gelang, ersetzte sie es durch »Das, wo Daddy seinen Wagen reinstellt«, was leichter auszusprechen war.

Ginny selbst hatte die größte Freude an ihren Fortschritten. Sie spielte mit einem kleinen Gummiball, warf ihn und versuchte ihn wieder zu fangen. Unzählige Male verfehlte sie ihn und mußte hinter ihm herkriechen. Einmal hörte ich zufällig, wie sie sich selbst mit den Worten anfeuerte: »Los, du kannst es, du kannst es!«

Einmal war ich in der Küche beschäftigt. Roberta schlief, die anderen Kinder waren in der Schule. Ginny befand sich oben in ihrem Zimmer, und ich hörte mit halbem Ohr hin, ob sie mich vielleicht brauchte.

Plötzlich stieß Ginny einen durchdringenden Schrei aus, der mich die Treppe hinaufjagen ließ. Ich fand sie auf der Bettkante sitzend, sie zitterte, ihr Gesicht war vor Freude gerötet und ihre Augen weit aufgerissen.

»Ich – kann – es – jetzt«, verkündete sie und betonte jede einzelne Silbe klar und deutlich. »Ich – hab's – vor – meinem – Unfall – gekonnt – und – jetzt – kann – ich – es – *Wieder.*«

»Was denn bloß, Gin?« fragte ich und atmete vor Erleichterung tief auf.

Sie wies auf ihren Schuh, dessen Schnürsenkel zu einer Schleife gebunden war, wenn auch schief und krumm.

Sie platzte fast vor Stolz und sagte: »Ich kann mir allein die Schuhe zubinden!«

23. Kapitel

Nächstenliebe ist nicht auf eine bestimmte Religion beschränkt, sie ist universal. Die größte Hoffnung der Welt auf Einheit und Frieden zwischen den Völkern gründet sich auf sie. Ginnys Verletzung rührte die Herzen vieler Menschen und ließ sie für ein gemeinsames Ziel beten und wirken. Vielleicht war das Geschehen in seiner Art ein winziger Schritt in Richtung einer solchen Einheit.

Viele Monate nach dem Unfall machte man mich mit einer Dame bekannt, die mich fragte, ob ich jene Mrs. Carson sei, deren Tochter den Lastwagenunfall gehabt hätte? Sie wohnte wenige Häuser vom Unfallort entfernt und hatte an dem unheilvollen Nachmittag auf ihre zwei kleinen Töchter gewartet, die aus der Schule kommen sollten. Als sie jemanden schreien hörte, es seien zwei Kinder vom Lastwagen angefahren worden, rannte sie mit zitternden Knien bis an die Straßenecke. Sie war sehr erleichtert, festzustellen, daß ihre beiden unverletzt waren.

Sie beschrieb die eine ihrer Töchter als sehr gefühlsarm, beinahe hart. Nichts konnte sie erschüttern oder bewegen. Sie sei ein paar Tage danach mit unserer Celia von der

Schule heimgegangen und habe ihrer Mutter erzählt, wie schwer verletzt Ginny sei und wie nahe das Ginnys kleiner Schwester ginge. Dann sei sie in Tränen ausgebrochen.
Ihre Mutter sagte, es sei das einzige Mal gewesen, daß ihre Kleine zu Tränen gerührt war.
Mitgefühl ist etwas Kostbares und Schönes.
Ich fragte mich oft, ob Ginny sich überhaupt noch an die Zeit im Krankenhaus erinnerte, insbesondere an die ersten Monate.
Wieder einmal fütterte ich Roberta, die so langsam aß, und Ginny sah mir zu und mahnte mich: »Du mußt ihr was vorsingen. Weißt du, warum? Wie mich der Lastwagen angefahren hatte, da hast du mir Babybrei gegeben und mir dazu vorgesungen.«
Babynahrung hatte sie im Januar bekommen. Ob sie sich wohl noch an die Dinge erinnerte, die weiter zurücklagen? Immer wenn sie ihr Klinikzimmer beschrieb, hatte es mehrere Fenster. Das Einzelzimmer hatte nur eins gehabt. Erst im Januar wurde sie in das große verlegt.
Wir unterhielten uns einmal über ihren Krankenhausaufenthalt, und mir fiel ein, wie überheizt die Kinderstation immer gewesen war. Ich fragte sie: »War dir eigentlich warm oder kalt, als du krank lagst?« »Gräßlich kalt war mir, und weißt du warum? Ich hatte nämlich nix an!«
Sie erinnerte sich also an die ersten Wochen. Ich hatte weder mit ihr noch mit den anderen Kindern je davon gesprochen, daß man sie zunächst unbekleidet hatte liegen lassen.
Doch einige Tage später sah ich in einer medizinischen Zeitschrift Aufnahmen von Ginny in ihren ersten Krankenhauswochen. Es waren Illustrationen für die Anwen-

dung der Hypothermie (der Behandlung mit Kühlunterlage). Mein »Beweis« zerflatterte in alle Winde. Sie hatte einfach irgendwo diese Bilder gesehen und erinnerte sich wohl an das meiste aus ihrer Klinikzeit nur aus unseren Unterhaltungen, oder weil wir ihr auf ihre diesbezüglichen Fragen geantwortet hatten.

Ginny mußte regelmäßig zur Kontrolle zu Dr. Rosenzweig einer Angelegenheit wegen, die uns immer noch Sorgen machte. In der Klinik war bei ihr ein Test vorgenommen worden, ob ihre Nieren durch die unfallbedingten Blutungen bleibenden Schaden genommen hätten. Der Test hatte gezeigt, daß der Harnleiter zwischen der einen Niere und der Blase teilweise blockiert war, so daß die Niere sich nicht genügend entleerte. Es hieß, das müsse operativ beseitigt werden, doch jetzt noch nicht. Das Risiko, daß eine Operation sie in ihrem Genesungsprozeß zurückwerfen würde, war zu groß.

Jetzt meinte Dr. Rosenzweig, es sei soweit. Der Urologe, der Ginny zuletzt in bewußtlosem Zustand gesehen hatte, war sehr überrascht, als sie in sein Sprechzimmer trat. Die Untersuchung ergab, daß sich nichts verschlimmert hatte und man einen Eingriff getrost noch bis zum nächsten Frühjahr aufschieben könne.

John war unser *enfant terrible* und zur Zeit einfach unausstehlich. Und doch kam er, nachdem er uns über Ginnys bevorstehende Operation hatte reden hören, zu mir und fragte ganz ernsthaft: »Müssen sie Ginny die eine Niere rausnehmen?«

»Das weiß ich nicht, John,« sagte ich. »Es kommt darauf an, was sie bei der Operation vorfinden.«

Er dachte einen Augenblick nach und erklärte mir dann:

»Ich hab mal was im Fernsehen gesehen, da hat der eine Bruder seine Niere für den andern gespendet. Wenn Ginny eine braucht, darf ich ihr dann eine von meinen schenken?«

Solche Augenblicke entschädigen einen für vieles!

Wieder wurde es Zeit, sich wegen Ginnys Unterricht an die Schulbehörden zu wenden. Sie machte ihre Sache brav, aber normalem Unterricht hätte sie nicht folgen können. Sie ging besser, aber der »Fallfuß« ließ sie immer noch das rechte Bein hochziehen. Sie konnte einfach die Zehen nicht wieheben. Um das Schuljahr planen zu können, hatte ich wieder einmal Dr. Holtzmann gebeten, mir zu prophezeien, ob sie im Herbst wohl schon besser gehen könnte. Er wollte nicht versprechen, daß es je wieder besser würde, setzte aber hinzu: »Sie hat schon so vieles gelernt, von dem es geheißen hat, sie würde es nie wieder können. Vielleicht kommt auch das noch.«

In die öffentliche Schule, wo sie mit achthundert Kindern mithalten mußte, konnten wir sie nicht schicken, außerdem mußte sie ja voraussichtlich mitten im Schuljahr wieder in die Klinik. Es war daher besser, wir kümmerten uns um eine Privatlehrerin und schlugen uns die Schule aus dem Kopf.

Die neue Lehrerin hieß Miss Engel und kam Mitte September. Sie war groß und mager, hatte dunkles Haar und trug eine Brille, was ihr etwas Gelehrtes gab. Ich glaubte ihr anzusehen, daß sie noch vor nicht allzu langer Zeit selber Schülerin gewesen war.

Sie arbeitete später am Nachmittag mit Ginny, das hatte den Vorteil, daß Ginny vorher ihr Mittagsschläfchen machen und die Stunde völlig erfrischt anfangen konnte.

Wie Mrs. Garvey hatte auch Miss Engel Geduld und Verständnis und dazu noch die besondere Gabe, die Stunden so zu gestalten, daß sie Spaß machten. Sie brachte beispielsweise Äpfel mit und setzte sich mit Ginny während der Leseübungen mitten im Zimmer auf den Boden zu einem »Picknick«. Ginny unterbrach sich jetzt manchmal mitten im Satz und begann noch einmal von vorn, grammatikalisch richtig. Mit dem Lesebuch jedoch klappte es nicht. Ginny, die vor ihrem Unfall ein ausgezeichnetes Gedächtnis gehabt und Verse auswendig aufgesagt hatte, wußte auch das Lesebuch auswendig, einschließlich der Stellen, an denen man die Seiten umblättern mußte. Das half ihr beim Lesenlernen natürlich nicht weiter. Miss Engel besorgte sich neue Lesebücher und fing von vorne an. Das Hauptproblem schien zu sein, daß Ginny doppelt sah, daß das Wort, das sie lesen sollte, also während des Lesens die Gestalt veränderte. Das entmutigte sie oft, aber sie bemühte sich weiter. In vielem war Ginny eine ganz normale Siebenjährige: Einiges begriff sie leicht, anderes weniger leicht. Mitte Oktober wollten Alices Kinder »Theater spielen«, und Alice lud auch Ginny ein. Zuerst war sie begeistert, doch dann meinte sie, sie wolle lieber nicht mit, und gestand mir: »Ich will nicht, ich kann ja nicht mitspielen.«
Ich erklärte ihr, »Theaterspielen« sei so etwas wie Kino, nur mit wirklichen Personen. Sie würde bei den anderen Kindern sitzen und zuschauen. Nun freute sie sich wieder darauf.
Ich machte mir zum ersten Mal klar, daß sie sich ihrer Behinderungen bewußt war und Situationen aus dem Wege ging, bei denen sie »nicht mithalten« konnte.
Anfang November besserte sich ihr rechter Fuß wesent-

lich: sie konnte die Zehen anheben, fast bis zu einem rechten Winkel zum Bein. Da jedoch die Anstrengung, den Fuß zu bewegen, ihre volle Konzentration erforderte, verbesserte das vorläufig ihren Gang nicht, aber es war doch ein entscheidender Fortschritt auf einem Gebiet, das zum Stillstand verurteilt schien.

Mitte November erreichten wir einen neuen Meilenstein: Sie brauchte nur noch einmal die Woche zur Therapie!

Es war wieder einmal Thanksgiving Day. Die Kinder halfen alle bei den Vorbereitungen. Wir trugen den Eßtisch ins Wohnzimmer hinüber und deckten ihn mit unserem schönsten Geschirr und mit Kerzen. Wie an jedem Feiertag, schickte Vaters »Grüßfreundin« aus dem Vorortzug eine ganze Einkaufstasche voller Leckereien für die Kinder, diesmal war sogar eine Flasche Wein dabei. Wir brieten einen gewaltigen Puter, und meine Eltern kamen zum Essen. Die Tischmanieren der Kinder waren zwar nicht unbedingt tadellos, aber sie genügten einigermaßen.

Es war ein Fest, das seinem Namen Ehre machte: Alle acht Kinder um den Tisch vereint, und wieviel Gutes war uns seit dem letzten Thanksgiving Day widerfahren. Wir hatten allen Grund, dankbar zu sein.

24. Kapitel

Anfang Februar übte Ginny »Treppe hinuntergehen ohne Anfassen«. Mit der alleruntersten Stufe fing sie an, dann wurden es zwei, schließlich erstieg sie drei und wandte sich um. Beim Hinunterschauen fing sie an zu zittern. Doch ihr angeborener Optimismus verließ sie nicht. »Sieht schlimm aus«, sagte sie, »aber ich versuch's trotzdem.«

Sie schaffte es, die Stufen freihändig hinunterzusteigen, beschloß dann aber, für heute sei es genug.

Sie bekam noch immer Sprechunterricht daheim, und obwohl sie den geduldigen, freundlichen Frank Volz offenbar nicht mochte, tat sie jetzt mit, wenn auch ohne Begeisterung. Frank Volz benutzte Bildkarten, und sie mußte immer kompliziertere Begriffe rasch identifizieren und beim Namen nennen. Wenn sie es richtig traf, lobte Frank Volz sie, aber meistens erwiderte sie darauf: »Ja. Aber jetzt mal ein *ganz* schweres!«

Leider mußten wir bei allem anderen wieder die Nachhilfelehrerin wechseln. Auch Miss Engels war es nicht gelungen, Ginny das Lesen beizubringen, aber im Rechnen, Schreiben und Buchstabieren hatte sie sich wesentlich gebessert. Nun mußte Miss Engels ein anderes Unterrichtsprogramm übernehmen. Mr. Hrubes wollte uns eine neue Dame schicken, eine Spezialistin für Lese-Unterricht. Sie würde vielleicht mit Ginnys besonderen Leseproblemen fertig werden.

Als sie kam, unterhielten wir uns ganz kurz über die restliche Familie. Roberta war oben in ihrem Körbchen. Ich erwähnte, daß sie mongoloid sei. Die einzige Stellungnahme der neuen Lehrkraft war: »Wie schlimm sieht sie denn aus?«

Dann erkundigte sie sich nach Ginnys Fähigkeiten. Etwas zwang mich, Mr. Hrubes Bemerkung zu zitieren, sie sei krank, nicht behindert. Da sah sie Ginny ins Zimmer kommen und fragte: »Wie meinen Sie das, »nicht behindert«? Sie geht doch genau wie eine Spastikerin!«

Wenn diese Lehrerin ihren Unterricht beendet hatte, ging sie schweigend aus dem Haus, ohne sich über irgendwelche Fortschritte auszulassen. Wollte ich einen Bericht, so mußte ich die Uhr im Auge behalten und genau in der Sekunde auftauchen, in der die Nachhilfestunde zu Ende war. Sie beantwortete dann meine Fragen so knapp wie möglich und ließ mehrfach deutlich durchblicken, daß ich ihr ihre kostbare Zeit stahl.

Schon meine ersten Eindrücke waren nicht günstig gewesen. Sie verschlechterten sich noch. Ich sprach mit Dan darüber. Er ist der gütigste Mensch, der mir je begegnet ist, und er riet mir, nicht vorschnell zu urteilen. Die Dame war vielleicht eine hervorragende Lehrkraft, vielleicht überwand sie die Leseschwierigkeiten, vielleicht täte es Ginny gut, einmal mit jemandem zu arbeiten, der sich von ihren Leistungen unbeeindruckt zeigte.

Dan hatte gewiß recht, auf meine persönlichen Gefühle kam es hierbei nicht an. Aber die Lehrerin schien Ginny einfach nicht zu *mögen.*

Oft hörte ich, während ich in der Küche arbeitete, die Lehrerin laut und energisch im Nebenzimmer sprechen. Man hörte nie ein lobendes Wort. Waren die Antworten richtig, so bemängelte sie die fahrige Schrift oder das zu langsame Schreiben. Las Ginny ein Wort richtig ab, so fand sie, die Betonung sei falsch. Sie glich dem Menschen aus dem Sprichwort, der bei der schönsten Rose ruft: »Was für gräßliche Dornen hat sie!«

Die Wochen vergingen rasch, und ich konnte meine Meinung nicht ändern. Ginny brauchte mehr als jedes andere Kind, daß man sie lobte und ermutigte. Sie tat und erlitt alles nur aus Liebe, und diese Lehrerin liebte Ginny nicht.

Da wir sie nicht selbst honorierten, glaubte ich, nicht das Recht zu haben, mich zu beklagen. Vielleicht besserte sich das Verhältnis mit der Zeit.

Dr. Rosenzweig, der Ginny alle paar Monate untersuchte, beschloß Mitte Februar, jetzt habe sie Widerstandskraft genug, um eine Operation durchzustehen. Wir mußten die Sache mit ihrer Niere in Ordnung bringen lassen. Der Urologe machte zunächst eine Röntgenaufnahme, auf der ich nichts erkennen konnte. Dann erklärte er mir, was ich sah, und zeigte mir, daß die linke Niere stark vergrößert war. Ob sie zu retten wäre, könne er mir erst sagen, wenn er operiert hätte. Er wollte mich schonend darauf vorbereiten, daß sie sie möglicherweise verlieren würde. Der Röntgenaufnahme nach, meinte er, hätten wir eine Chance.

Ich bin nicht genügend medizinisch gebildet und verstand daher nicht völlig, was er vorhatte, aber anscheinend plante er, die Abschnürung durchzutrennen und eine trichterähnliche Verbindung zwischen Niere und Harnleiter herzustellen. Noch einmal machte er mich darauf aufmerksam, daß sich die Abschnürung am Harnleiterausgang der Niere befände, daß es schwierig werden würde und daß er nichts versprechen könne.

Die Operation sollte schon in wenigen Tagen stattfinden. Zwei Tage vor ihrer Fahrt in die Klinik, als alle um den Abendbrottisch saßen, bat Ginny ihre Geschwister: »Hört mal, ihr könntet alle für mich beten, wenn ich im Krankenhaus bin, ja? Damit es nicht so weh tut und ich nicht heule!«

Der Tag war nur zu schnell da, und wir fuhren in die Klinik. Sie hatte Angst, ließ sich aber nichts anmerken. Sie zeigte erst dann, wie sehr sie sich fürchtete, als sie katheterisiert werden mußte, denn sie wußte aus Erfahrung, daß das eine schmerzhafte Prozedur war. Diane, die Schwester aus der Kinderstation, die ihr so nahestand, und von der es hieß, sie machte das besonders gut, führte Ginny ins Behandlungszimmer. Als sie wieder herauskam, hatte sie nasse Augen. »Wissen Sie, was sie getan hat,« sagte sie zu mir, »sie hat es ›für die anderen kranken Kinder hier im Krankenhaus geopfert‹.«

Als wir sie abends besuchten, amüsierte sie sich königlich. Das Personal der Klinik, das sie seit ihrem Unfall kannte, war so entzückt, wie gut sie sich erholt hatte, daß ihr alle nur mögliche Freiheit gelassen wurde. Sie brachte Kindern, die das Bett nicht verlassen durften, Limonade und war glänzender Stimmung. Nichts tat ihr weh, und sie war sehr zufrieden »mal vierzehn Tage anderswo zu schlafen«.

Wegen verschiedener notwendiger Tests war sie ein ganzes Wochenende in der Klinik, ehe man sie operierte. Sonntag abend wurde sie ein wenig ängstlich, aber bestimmt nicht so ängstlich wie ich. Die Operation war für montag früh angesetzt. Wieder begann die qualvolle Warterei auf den Anruf aus der Klinik. Ich machte mir zu tun und redete mir ein, je später der Anruf käme, desto größer sei die Chance, daß ihre Niere zu retten war. Sie bloß zu entfernen mußte nicht so lang dauern als sie in Ordnung zu bringen. Meine Naivität in medizinischen Dingen gab mir die notwendige Geduld.

Schließlich wurde uns mitgeteilt, die Operation sei gut verlaufen, die Niere nicht entfernt worden. Aber wieder einmal hieß es nicht »es geht alles in Ordnung«. Es käme jetzt ganz darauf an, wie die Sache heilte und wie gut die Niere arbeitete.

Als ich sie besuchte, war sie noch in Narkose. Ich setzte mich an ihr Bett und hielt ihre freie Hand. Zwar war der Aufwand diesmal geringer: nur eine Tropfflasche über dem Bett, deren Nadel in ihrer Armvene steckte, außerdem der süßliche Geruch des Anästhetikums, das sie ausatmete – wie viele quälende Erinnerungen wurden wach! Sie öffnete die Augen und sagte mit schwacher Stimme: »Du bist aber hübsch frisiert, Mami. Danke, daß du gekommen bist.«

Keine Klagen. Kein Selbstmitleid. Ich kämpfte mit den Tränen.

Als die Tagesschwestern zum Dienst eingeteilt wurden, bat Schwester Diane, zu Ginny zu dürfen. Sie sei damals vor einem Jahr so viel bei ihr gewesen und wolle sie auch nach diesem Eingriff pflegen.

Ginny war die ideale Patientin, brav und dankbar für jeden kleinen Dienst, den Diane ihr tat, um es ihr etwas zu erleichtern. Wohl wegen der Hirnschädigung hielt man Ginny nahezu ohne Schmerzmittel. Fünf kleine Kinder-Aspirin waren das einzige, was sie gegen die Wundschmerzen eines 26 Zentimeter langen Schnitts bekam. Mit schwacher Stimme äußerte sie: »Ja, es tut sehr weh, aber ich will brav sein, weil du gesagt hast, ich soll mir Mühe geben.«

Als Dan und ich am nächsten Abend den Korridor hinuntergingen, kamen wir an dem Zimmer vorbei, in dem Gin die ersten beiden Monate nach dem Unfall zugebracht hatte. Der gleiche Neurochirurg, der Ginny operiert hatte, beschäftigte sich mit einer regungslosen kleinen Gestalt. Die medizinische Apparatur war weitgehend die gleiche: uns wurde ganz kalt.

Wir erfuhren, daß es sich um eine kleine Vierjährige handelte, die ein Kombiwagen angefahren hatte. Sie lag in tiefer Bewußtlosigkeit – in etwa dem gleichen Zustand, in dem Ginny gewesen war.

Wir erzählten Ginny von ihr, und Ginny beschloß, all ihre Schmerzen für diese Kleine »zu opfern«. »Gott hat mich wieder heil gemacht. Er kann sie auch heil machen.«

Wir hinterließen bei den Schwestern die Nachricht, daß wir zur Verfügung stünden, falls die Eltern uns sprechen wollten. Dan fand, es sei besser, sich nicht direkt an sie zu wenden, sondern zu warten, bis sie eine Unterhaltung wünschten.

Am nächsten Abend stellten die Eltern sich vor. Es tat ihnen wohl, zu sehen, daß Ginny auf dem Wege der Besserung war. Auch ihnen hatten die Ärzte nichts versprechen können. Alle Hoffnung auf eine Wiederherstellung mußten sie aus sich heraus entwickeln. Ginny gab ihnen die Hoffnung.

Ginny hatte viele Schmerzen, sie konnte sich nur schwer bewegen. Der Schnitt lief direkt oberhalb ihrer Taille und seitwärts herum bis nach vorne unter die Rippen. Außer ihrem rechten Arm konnte sie eigentlich nichts bewegen, ohne an den Nähten zu zerren. In der Wunde war eine Kanüle, und die war an einen Katheter angeschlossen. Sie konnte es sich auf keine Weise bequem machen.

Um sie irgendwie abzulenken, borgte sich Dan das Tonbandgerät seines Bruders und ließ ihre Geschwister alle etwas draufsprechen. Selbst Roberta ließ sich nach langem Zureden herbei, zu krähen und zu gurgeln.

Ginny hörte sich das ganze Band an und schickte Antworten an ihre Geschwister, wobei sie nicht vergaß, Roberta aufzufordern, sie solle recht brav sein.

Daheim warteten die Kinder auf uns, hörten sich Ginnys Antwort an und merkten am Ton ihrer Stimme, wie es ihr ging. In den ersten Tagen sagte sie noch mit gequälter Stimme: »Mir geht's nicht besonders. Tut lausig weh.« Doch nach ein paar Tagen klang ihre Stimme schon munterer, und sie fragte: »John, wo bleibt das Geschenk, das du mir versprochen hast?«

Trotz ihrer Schmerzen setzte sie sich nach wenigen Tagen entschlossen auf, »zum Üben für die Therapie«, und Diane mußte ihr energisch verbieten, solche Experimente zu wiederholen, damit die Operationsnarbe nicht aufbricht.

Da ihr alle Anstrengung verboten war und sie nur auf eine Schwester gestützt herumgehen durfte, beschränkten sich ihre Tätigkeiten auf Dinge, die man im Bett sitzend tun konnte. Weil sie nicht heraus konnte, forderte sie die anderen Kinder auf der Kinderstation auf, zu ihr zu kommen.

Ein kleiner Junge auf der anderen Seite des Gangs brachte bei einem solchen Besuch seinen Malkasten mit. Er setzte sich zu ihr aufs Fußende und teilte seine Vorräte mit ihr und breitete sie auf der Bettdecke aus. Das Papier ging rasch zu Ende. Er lief fort, neues zu holen.
Ginny, die im Türkensitz auf dem Bett saß, fing an zu malen, wo es gerade hintraf. Das Nächstliegende waren ihre Zehennägel. Und dabei blieb es nicht. Diane fand sie mit leuchtendblauen Füßen und mußte sich das Lachen verbeißen.
Eines Tages kam ich zu spät zur Besuchszeit. In Ginnys Zimmer lag ein neuer kleiner Patient, und seine Mutter, die darauf wartete, daß er aus der Narkose aufwachte, hatte sich mit Ginny unterhalten. Ihre Themen waren ganz allgemeiner Art, und so erfuhr sie nichts von Ginnys Unfall. Als ich eintraf, bemerkte sie mir gegenüber, sie habe noch nie ein Kind mit so klarer, deutlicher Aussprache erlebt. Sie konnte kaum glauben, daß Ginny vor einem Jahr überhaupt noch nicht hatte sprechen können. Es versetzte mich geradezu in Hochstimmung, daß ein völlig Ahnungsloser ehrlich beeindruckt davon war.
Zehn Tage nach der Operation wurde getestet, ob man die Kanüle aus der Niere entfernen könnte. Blaue Farbe wurde durch den Tubus in die Niere injiziert, dann der Tubus abgeklemmt. War der Urin hellblau, so arbeitete die Niere. Das erste Mal war sie begeistert über die Farbe in der Bettschüssel. Jeder, der ins Zimmer trat, bekam zu hören: »Weißt du, was ich kann? Ich kann blau Pipi machen.«
Alles schien in Ordnung. Die Kanüle wurde entfernt. Doch in der darauffolgenden Nacht war ihr Schlafröckchen klatschnaß. Etwas drückte den Urin nach oben und ließ

ihn aus der noch nicht zugeheilten Öffnung an ihrer Seite austreten, die sich binnen einem Tag hätte schließen sollen. Es sickerte noch nach drei Tagen. Es konnte eine Schwellung sein, es konnten sich Narbengewebe gebildet haben. Würde man noch einmal operieren müssen? Zunächst sagten wir alle Ginny nichts und warteten ab.

Das andere kleine Unfallopfer lag noch immer im Koma und wurde intravenös ernährt. Es war an jenem Punkt angelangt, wo man damit rechnete, daß der komatöse Zustand länger andauerte. Man konnte nicht ewig intravenös ernähren. Genau wie bei Ginny sollte eine Gastrostomie gemacht und eine Nährsonde durch die Bauchwand direkt in den Magen eingeführt werden. Das war, ebenso wie eine etwa notwendige nochmalige Operation bei Ginny, für Montag früh angesetzt.

Ich bat zu Hause die Kinder, um zwei Wunder am gleichen Tag zu beten. Sie wußten von dem anderen kleinen Mädchen und hatten bereits für sie gebetet. Nun beteten sie darum, daß es wieder zu sich käme und daß Ginnys Seite nicht mehr näßte. Am Sonnabend abend war alles unverändert. Am Sonntag nachmittag noch immer. Am Sonntag abend hörte Ginnys Seitenwunde auf zu nässen. Ihre Operation wurde abgesetzt. Wir gingen freudig bewegt heim. Ein Gebet war erhört. Und das andere? In unserer Erleichterung wandten wir alle unsere Gedanken und Kräfte dem fremden kleinen Mädchen zu.

Am Montag früh fuhr man sie in den Operationssaal. Während der Operationsvorbereitungen gab sie einige Zeichen erwachenden Bewußtseins von sich. Jemand reichte ihr ein wenig Wasser. Sie schluckte. Die Operation wurde abgesetzt.

Wir alle waren voller Freude.
Der Doktor hatte gesagt, Ginny müsse etwa vierzehn Tage in der Klinik bleiben, das hatte sie zufällig gehört. Am achtzehnten Tag wurde sie recht ungeduldig. Aber nicht nur sie. John war aufgebracht über die Dauer ihres Klinikaufenthalts. »Jetzt hat sie schon voriges Jahr meinen Geburtstag verpaßt. Sie soll wenigstens in diesem Jahr dabeisein!«
Noch vor zwei Jahren hatte John Ginny nicht ausstehen können. Jetzt wollte er seinen Geburtstag aufschieben, bis sie teilnehmen konnte.
Am zwanzigsten Tag wurde Ginny entlassen – gerade noch rechtzeitig zum Geburtstag ihres Bruders. Ihr war diese Zeit länger vorgekommen als die fünf Monate nach dem Unfall.
Sobald das andere kleine Mädel normal essen konnte, wurde es rasch besser mit ihm, und es wurde nach wenigen Wochen entlassen. Als ich es Ginny erzählte, äußerte sie zum ersten und letzten Mal während ihrer ganzen Leidenszeit so etwas wie Selbstmitleid. »Wie kommt es, daß sie so schnell gesund geworden ist, und bei mir hat es doch soooo lange gedauert?«
Ich erklärte ihr, daß ihr Kopf schwerer verletzt gewesen sei. Innerlich wußte ich, daß manches, was man an Ginny ausprobiert hatte – Behandlungsweisen, die sich als günstig erwiesen hatten –, der anderen kleinen Unfallpatientin zugute gekommen war.
Ginny fragte nie wieder.

25. Kapitel

Ginny war nunmehr entschlossen, »völlig gesund zu werden«. Den ganzen Frühling durch übte sie, in unserem alten Haus das breite Geländer hinunterzurutschen. Dan stand daneben. Die ersten Male ging es langsam und holperig, und Dan hielt sie die ganze Zeit dabei fest.

Nach langem Training konnte sie die Treppe hinaufsteigen, sich auf das breite, altmodische Geländer lehnen und zu Dan hinunterrutschen, der sie unten erwartete. Die zwei arbeiteten weiter an dieser »Nummer«, und zwar meist abends, während ich in der Küche beschäftigt war.

Nach einer ihrer Übungsstunden kam sie freudestrahlend und sagte: »So, ich kann es jetzt – freihändig. Willst du mal sehen?«

Es kostete Nerven, aber sie schaffte es tatsächlich. Dan sah stolz zu. Mir schlug das Herz im Halse.

Seit es draußen wärmer war, spielte Ginny mit den anderen Kindern im Freien. Die Nachbarskinder wählten Spiele, bei denen sie mittun konnte, und feuerten sie dadurch zu immer größeren Leistungen an, ohne sie zu überfordern.

Eine von Alices Töchtern wurde Hilfslehrerin bei Ginny. Sie kam täglich und half ihr im Kampf gegen die Leseschwierigkeiten. An milden Tagen saßen die beiden draußen unter einem Baum, und ich konnte sie durchs Fenster sehen: der Arm der »Lehrerin« lag fest um Ginnys Schulter und stützte sie sowohl körperlich wie moralisch.

Doch Bernadette stand ihr noch immer am nächsten, Bernadette mit ihrer vernünftigen Art, ihrer Geduld und Gutmütigkeit. Sie lehrte sie und half ihr, auch auf dem neuen Fahrrad mit den breiten Stützrädern zu fahren, und beim Bäumeklettern, wenn auch bloß auf den untersten Ast.

Dettie war es auch, die eines Nachmittags in die Küche gestürzt kam, und Ginny versuchte in atemloser Eile, ihr zu folgen. »Mami« schrie Dettie, »Ginny kann Seilspringen! Ehrlich! Ich hab's ihr beigebracht. Komm, schnell, wir zeigen's dir!«

Die ganze Familie versammelte sich an der Auffahrt. Celia nahm das eine Ende des Seils, Dettie das andere. Ginny stellte sich zurecht. Sie schwangen langsam, und Dettie gab ihr das Stichwort: »Jetzt, spring!« Nach mehreren Versuchen glückte es, sie kam hinüber. Alle waren stolz und gratulierten ihr.

Als sie etwas kühner geworden war, passierte das Unvermeidliche: Sie fiel hin. Dettie lief zu ihr, half ihr auf und tröstete verständnisinnig: »Das macht nichts. Ich fall auch oft. Wir wollen bloß lieber auf dem Rasen üben, damit es nicht so weh tut, wenn du hinfällst.«

Stolz und Selbstvertrauen kehrten zurück – und das Spiel ging weiter.

Vorigen September, als ich einem vollen Jahr Privatunterricht entgegensah, hatte ich gehofft, daß Ginny das Pensum von zwei Jahren in einem schaffen würde. Anfang Mai schien es mir zweifelhaft, ob wir je die erste Klasse durchpauken könnten.

Das Verhältnis zwischen der neuen Privatlehrerin und Ginny verschlechterte sich. Bei so engem, täglichem Kontakt hätte es doch mit der Zeit wärmer und freundlicher werden müssen. Die Dame gab uns zu verstehen, wir hätten Ginny verzogen und die Geschwister unterstützten sie bei zu vielen Dingen. Sie war nach wie vor distanziert und streng und lobte nie. Und Ginny arbeitete nun einmal besser für jemanden, den sie liebte.

Ich rief Mr. Hrubes an, und obwohl es mir widerstrebte, eine von der Schulbehörde ausgewählte Lehrkraft zu kritisieren, deutete ich ihm an, wie unerfreulich die Situation sei.

Er hatte sich ohnehin schon Gedanken darüber gemacht, ob Ginny im kommenden September nicht wieder normal eingeschult werden könnte, und wollte, wenn wir damit einverstanden seien, Ginny psychologisch und geistig testen lassen. Da er sie selbst nie gesehen hatte, bat er, uns kurz besuchen zu dürfen, um auch noch einen persönlichen Eindruck zu gewinnen.

Als er kam, war Ginny noch oben beim Anziehen. Er erblickte Roberta in ihrem Ställchen. Bei seinen großen Erfahrungen erkannte er natürlich sofort, daß sie ein mongoloides Kind war. Doch er wartete, daß ich ihm das selber sagte. Wir unterhielten uns lang über meine Jüngste. Er bestätigte mir, daß wir recht daran täten, sie so zu nehmen und zu lieben, wie sie war, ihr zu helfen, wo sie es nötig hatte, und alles von ihr zu fordern, wozu sie imstande war.

Er hatte jene Wärme und jenes Verständnis, auf das Gin immer sofort positiv reagierte. Während des »Interviews« saß er mit ihr auf dem Fußboden, und sie spielten Karten. Er entschuldigte sich: Er könne dieses Spiel nicht, ob sie es ihm bitte beibringen würde? Dadurch lernte er mehr über ihre geistigen und körperlichen Fähigkeiten, als wenn er ein Dutzend konventioneller Tests mit ihr angestellt hätte. Er merkte am Mischen und Austeilen, wie geschickt oder ungeschickt sie war, wie gut sie sprach und sich verständlich machen konnte.

Er hielt es trotzdem für angebracht, auch die üblichen Formaltests mit ihr zu machen, und traf die nötigen Verabredungen. Ginny war ganz aus dem Häuschen bei dem Gedanken, wieder in eine richtige Schule zu gehen.

Die Dame, die den Test durchführte, wußte nichts von Ginny. Nach einer überlangen Sitzung kam sie heraus, um mir einige Fragen zu stellen, während Ginny drinnen an einem zeitlich festgelegten Test arbeitete. »Sagen Sie mal, stimmt das, daß Ginny am 25. Oktober von einem Lastwagen angefahren worden ist?« Als ich nickte, sagte sie: »Das hat sie mir nämlich erzählt, und es klang völlig überzeugend.«

Sie zeigte sich beeindruckt von Ginnys Fleiß, von ihrem Wunsch, es recht zu machen. Sie unterbräche beispielsweise ihre Arbeit immer wieder mit Fragen wie: »Ist das so richtig?« »Ist das so, wie Sie das wollen?«

Der Test dauerte zweieinhalb Stunden. Die einzelnen Fragen mußten dann noch ausgewertet und die Punkte zusammengezählt werden. Als das Resultat schließlich vorlag, meinte Mr. Hrubes, Ginny sei noch nicht reif für die öffentliche Schule, würde aber von einem Gemeinschaftsunter-

richt unbedingt profitieren. Dafür gäbe es zwei Möglichkeiten: die »Sonderklasse« in der öffentlichen Schule oder eine Behindertenschule in unserem Bezirk.
Ich war enttäuscht, mußte aber um Ginnys willen ehrlich zugeben: Ihr Gang war noch nicht gefestigt genug, um sie am Schulschluß einer quirlenden Kinderschar auszusetzen. Ihre Schularbeiten hatten bei weitem nicht das Niveau eines Normalunterrichts. Im Lesen und Buchstabieren war sie etwa auf der Mitte des Unterrichtsstoffs für die erste Volksschulklasse steckengeblieben. Nur im Rechnen war sie ungefähr so weit, wie es in der zweiten gefordert wurde.
Mr. Hrubes wünschte, daß wir uns in beiden Fällen erst einmal den Unterricht ansähen, ehe wir uns entschieden.
Die Behindertenschule machte uns tiefen Eindruck. Noch nie hatte ich eine öffentliche Institution gesehen, in der so echte menschliche Wärme spürbar war: Lehrer, Schüler, Angestellte, alle strahlten sie aus. Alle waren behindert, manche schwer. Doch Menschen mit eigenen Problemen waren offenbar eher bereit, Verständnis für andere aufzubringen.
Während Ginny geprüft wurde, füllten wir seitenlange Formulare aus. Auf eine Frage wußten wir keine Antwort. »Eheverhältnis der Eltern?« Dan sah mich an. »Was schreibt man denn da? ›Glücklich‹?«
Es kam uns so vor, als sei diese Schule für Kinder, die sehr viel schwerer behindert waren als Ginny. Ein weiteres Resultat unseres Besuchs war die Erkenntnis, daß es für Ginny sehr weit dorthin war. Zwar fuhr ein Schulbus, aber es kam doch eine Stunde tägliche Fahrt zusammen. Der Schularzt, der Ginny untersuchte, pflichtete uns bei, diese lange

Fahrerei sei für Ginny nicht günstig. Scherzend fügte er hinzu, Papierkügelchenwerfen sei das einzige, was die Kinder auf den Busfahrten lernten.

Bald darauf hatten wir Gelegenheit, in der »Sonderklasse« unserer Volksschule dem Unterricht beizuwohnen. Sie umfaßte Schüler von der ersten bis zur dritten Klasse und bestand aus höchstens fünfzehn Kindern, die in kleinen Gruppen, notfalls auch allein, arbeiteten. War ein Schüler dazu imstande, so besuchte er zwischendurch auch den regulären Unterricht. In der Gruppe waren die verschiedenartigsten »Problemkinder« vereint, darunter auch ein unfallgeschädigtes und ein mongoloides, entwicklungsgestörtes Kind.

Den größten Eindruck an der Unterrichtsstunde machte uns die Lehrerin, eine Mrs. Cereste, eine große blonde Frau mit jener Sicherheit, wie langjährige Erfahrung sie schenkt. Sie gab zwar schon lange mit größtem Erfolg Sonderunterricht, hatte aber noch alle Begeisterung der Jugend, ein Lächeln, das ihr das Herz des scheuesten Kindes gewann, und einen energischen Drohblick, der auch das eigensinnigste zur Räson brachte. Sie liebte diese Kinder, das sah man sofort, liebte sie ohne jede Gefühlsduselei, nahm sie, wie sie waren, ohne Mitleid und hatte Verständnis für sie.

Wir wußten schon in diesem Augenblick: Das ist der rechte Ort für Ginny. Die nächste Frage war nur, ob Mrs. Cereste und Mr. Hrubes Ginny für die rechte Schülerin hielten.

Wieder kam eine Wartezeit, wieder eine Befragung. Mr. Hrubes ging Ginnys Benotungen mit mir durch. Ihr Intelligenzquotient war nur 77, doch das ließ er nur unter Vorbehalt gelten. Alle, die mit ihr gearbeitet hatten, fanden diese Zahl zu niedrig und entschuldigten das mit ihrer noch immer bestehenden Sehbehinderung als Folge der Augenmuskelschwäche links. Bei zeitlich begrenzten Tests schnitt sie nie gut ab, weil sie so langsam war. Selbst wenn sie die richtige Antwort wußte, hatte sie, die nicht geradeaus schauen konnte, es sehr schwer, das richtige Feld anzukreuzen.

Mr. Hrubes meinte, in Mrs. Cerestes Klasse würde sie gut mitkommen. Und trotz meiner anfänglichen Hoffnungen auf regulären Unterricht war ich jetzt mit diesem Bescheid sehr zufrieden.

Beim Anlegen einer Akte über Ginny hatte er bei vielen der Ärzte, die sie behandelt hatten, Auskünfte eingeholt. Die Ärzte erlaubten mir, diese Auskünfte zu lesen. Jeder von ihnen erwähnte ihren Humor und ihre Energie. Das Interessanteste waren die Berichte der Neurochirurgen über ihre Fortschritte. Nach vielerlei technisch-klinischen Auskünften schlossen sie jeweils mit einer zusammenfassenden Bewertung. Sie lauteten:

Am Tage des Unfalls: Patientin hat wenig Chancen.

Bei Entlassung aus der Klinik: Eine gewisse Besserung ist nicht zu leugnen.

Vier Monate später: Besserung hält an.

Ein Jahr nach dem Unfall: Bemerkenswerte Veränderungen zum Besseren.

Angesichts der chronisch pessimistischen Auffassungen der Neurochirurgen war das ein geradezu wild begeisterter Bericht.

Im September sollte sie also wieder zur Schule gehen. Da sie noch immer rasch ermüdete, sollte sie zunächst nur halbtags Unterricht bekommen. Und weil sie so schlecht sah, würde man ihr bei allen Arbeiten zusätzlich Zeit lassen. Mrs. Cereste machte ihre Sache so prachtvoll, und Ginny war so voller guten Willens, daß es bestimmt gut gehen würde.

Von da an fragte Ginny jedesmal, wenn ein kleiner gelber Schulbus am Fenster vorbeikam: »Wenn der Sommer zu Ende ist, Mami, fährt mich dann dieser Bus da in die Schule?«

26. Kapitel

Die Frage ihres Unterrichts war gelöst, aber es blieben andere. Die Muskelschwäche ihres Auges, infolge deren sie nicht parallel sehen konnte, wurde beobachtet. Der Augenarzt sagte, er müsse mit einer Korrektur bis mindestens zwei Jahre nach dem Unfall warten. Er wollte nicht riskieren, daß ein nur korrektiver Eingriff den natürlichen Heilungsprozeß vielleicht ins Gegenteil verkehrte.
Auch Nierentests wurden wieder gemacht. Es war weder Fieber aufgetreten, noch hatte sie Schmerzen gehabt. Kein »Warnzeichen« hatte sich bemerkbar gemacht. Ich brachte sie zur Testuntersuchung und hoffte, alles sei gut, und wir könnten einen Teil endlich einmal abschließen, weil er vollständig ausgeheilt sei.
Ginny fragte mich, wozu die Tests gut wären. Ich erklärte ihr, der Doktor könne sehen, was außen heilte, aber die Durchleuchtung müsse zeigen, wie es innen aussah. Sie überlegte und meinte dann: »Er will sehen, ob ich meine Sache gut gemacht habe. Wenn da was durcheinander ist, muß er mich eben noch mal operieren.«
Wie sachlich sie war. Ich hatte an eine solche Möglichkeit

nicht denken wollen.
Zwei Stunden lang mußte sie still auf dem Rücken liegen, während Farbstoff in ihren Arm gespritzt wurde. Nachher fragte sie mich: »Weißt du, warum ich nicht geweint habe, wo es doch bei meinen Venen so weh tut? Weil ich schon ein großes Mädel sein wollte.« Dann setzte sie ehrlich hinzu: »Aber Angst hab ich schon gehabt.«
Alle fünfzehn Minuten wurde eine Röntgenaufnahme gemacht, entwickelt und vom Arzt geprüft.
Schließlich war auch das vorbei, und ich ging in sein Sprechzimmer, um mir Bescheid zu holen, noch immer ganz zuversichtlich, daß diese Phase ihrer Wiederherstellung nun abgeschlossen sei.
Seine Stimme war ernst. Die Röntgenaufnahmen zeigten ein Hindernis. Es konnte eine Schwellung sein, aber auch die Bildung von Narbengeweben. Ich dachte an Ginnys »Wenn da was durcheinander ist, muß er mich eben noch mal operieren«.
»Lieber Gott, bitte erspar ihr weitere Operationen!«
Der Arzt beschloß sechs Monate zu warten und dann noch einmal zu durchleuchten. War es nur eine einfache Schwellung, würde sie bis dahin abgeheilt sein. Wenn nicht . . .
Er brauchte sich nicht deutlicher auszudrücken.
Während dieser Zeit war mir meine kleine Roberta ein Trost. Sie entwickelte sich prächtig. Selbst der Neurologe war mit ihr zufrieden. Es war der erste positiv klingende Arztbericht, den wir in vielen Monaten bekamen. Mit ihren einundzwanzig Monaten konnte sie sich jetzt selbst aufrichten, aufstehen und in ihrem Ställchen herumlaufen, solange sie sich am Gitter festhielt. Sie fing an, feste Nahrung zu sich zu nehmen, und konnte sich die Nase putzen.

Überhaupt war sie ein Schatz. Zu diesem Zeitpunkt war es mir gleichgültig, ob sie jemals gehen und reden würde. Ginny wurde bald acht. Ich hatte gehofft, sie könne am Jahrestag des Unfalls zur Kommunion gehen. Jetzt fand ich es netter, wenn sie mit ihren Schulkameradinnen zur Kirche ging, wie ihre beiden älteren Schwestern es getan hatten.

Ich rief die Schwester an, die die Erstkommunikanten betreute. Sie hatte voller Freude beobachtet, was für Fortschritte Ginny machte, und versprach, für die Feier das Nötige zu veranlassen und ihr einen Platz in der vordersten Reihe zu reservieren. Dan brauchte sie bloß zu bringen und ihr in die Bank zu helfen. Das würde ihr den langen Marsch über den rutschigen Terrazzoboden der Kirche ersparen.

Wir machten uns Gedanken, ob sie überhaupt reif genug sei, die Kommunion zu empfangen. Sie hatte gefragt: »Ach so, du meinst, danach kann ich die ›Pille‹ nehmen?« Doch sie wußte mehr über ihre Abhängigkeit von Gott und ihre Beziehung zu den Mitmenschen als die meisten Achtjährigen.

Als wir mit ihr zur Kommunionprobe gingen, war sie aufgeregt und ängstlich. Sie sollte nicht mit in der Reihe gehen, daher warteten wir in der Kirche, während sich die anderen Kinder aufstellten. Sie fragte vielerlei, auch nach der Beichte. Wir waren übereingekommen, diesmal solle sie noch nicht beichten. Obwohl sie viel durchgemacht und dadurch viele geistige Begriffe erfaßt hatte, war sie noch zu klein, um die Bedeutung der Beichte zu begreifen, über die sie sich mit den älteren Kindern unterhalten hatte. Ich sagte ihr, sie würde in ein paar Jahren beichten gehen dürfen, und sie meinte zustimmend: »Ja, ja, dann bin ich älter und verstehe es.«

Alice war ihre Taufpatin. Sie durfte ein entzückendes Kleidchen tragen, das Alices Älteste vor ein paar Jahren angehabt hatte, es paßte in Größe und Schnitt ausgezeichnet zu Ginny.

Sie brauchte neue Schuhe. Die üblichen weißen Schuhe für ein Kommunionkind haben so glatte Sohlen, daß man darauf rutscht wie auf Eis. Wir durften nichts riskieren. Sie brauchte feste Halbschuhe zum Schnüren, sonst würde sie uns hinfallen.

Da auch viele unserer anderen Kinder Schuhe brauchten, glich der Gang ins Schuhgeschäft einem Betriebsausflug. Wir wählten ein Paar praktische, rotbraune Halbschuhe. Ginny erzählte dem Verkäufer eifrig, sie ginge zur Erstkommunion. Der Verkäufer verschwand nach hinten, als er von unserem Problem mit dem glatten Kirchenboden hörte, und kam mit einem Paar kleiner weißer Pumps zurück: sie hatten aufgerauhte Gummisohlen. Er probierte sie ihr an, packte sie dann in eine Schachtel und reichte sie ihr mit den Worten: »So, und das ist ein Geschenk von mir. Ein kleines Mädchen braucht *weiße* Schuhe zur Kommunion.«

Der Morgen war kühl und bedeckt – und wir strahlten alle. Wir zogen Ginny fertig an, und es war schwer zu sagen, ob sie mehr einem Engel oder einer Prinzessin glich.

Die Prozession kam herein, die Mädchen setzten sich auf ihre Plätze. Dan half Ginny über den vorderen Mittelgang zu ihrem Platz. Wir standen auf beiden Seiten, sahen zu, beteten – und erinnerten uns.

Nichts in den vergangenen zwanzig Monaten hatte mich so

erschüttert. Mein Herz war erfüllt von schrankenloser, tiefster Freude. Tränen strömten mir über das Gesicht. Ich versuchte sie zurückzuhalten, aber sie flossen immer reichlicher. Ein Wunder war uns geschehen!

Immer wieder dachte ich zurück: an den Nachmittag in der Ambulanz, hörte wieder den Arzt sagen: »Die Chance, daß sie die Nacht überlebt, steht eins zu einer Million.« Und nun war sie hier, wach und bewußt und sich darüber im klaren, wie sehr Gott sie liebte.

Auf den Tag genau vor sechsundzwanzig Jahren hatte ich hier gekniet – bei meiner Erstkommunion. Wie wenig ahnte ich damals, was das Leben mir bringen würde!

Meine Gedanken wanderten wieder zurück in die Ambulanz – damals hatte Ginny die Sterbesakramente bekommen, um sie für den Himmel vorzubereiten. Jetzt würde sie die Kommunion empfangen, um fürs Leben gestärkt zu werden.

Der Luftröhrenschnitt ... der Tag, an dem ihre Lunge zusammenfiel ... die herzzerreißenden Monate ohne einen Laut ...

Die Kinder erhoben sich und traten an die Kommunionbank vor dem Hochaltar. Auch Ginny. Das kleine Mädchen, das so viel gelitten hatte, der hoffnungslose Fall, war nun ein einziges, leuchtendes Glück.

Monsignores Stimme war fest: »... der Leib unseres Herrn Jesu Christi!«

Ginnys Stimme war laut und deutlich und durchdrang das ganze Kirchenschiff: »Amen!«

Schlußwort

Fast zwei Jahre nach dem Unfall kehrte Ginny in die Schule zurück, in die Klasse von Mrs. Cereste. Mittags holte ich sie ab. Ich kam ein paar Minuten zu früh und wartete im Direktorat. An keinem »ersten Schultag« war ich ängstlicher gewesen, nicht einmal, wenn eins meiner Kinder mit dem Kindergarten anfing.

Endlich schrillte die Schulglocke. Am Arm von Mrs. Cereste traf Ginny im Direktorat ein: tränenüberströmt. Ich konnte mir nicht denken, was schiefgegangen war. Es war auch gar nichts passiert, sie wollte bloß nicht nach Hause. »Alle Kinder dürfen hierbleiben, warum ich nicht?«

Der Direktor meinte dazu: »In all den Jahren und in all den Schulen, die ich hinter mir habe, ist aus allerlei Gründen geweint worden, aber nie, weil der Unterricht zu schnell aus war!«

Am nächsten Tag änderten wir unser Programm. Ginny ging ganztägig zur Schule. Wir holten sie nur zum Lunch ab. Dadurch gewann sie eine ruhige Stunde, in der sie sich hinlegte und sicherer untergebracht war als bei wilden Spielen auf dem Schulhof.

Die Erwartungen, die wir in Mrs. Cerestes Unterricht gesetzt hatten, wurden von der Wirklichkeit übertroffen. Sie vollbrachte wahre Wunder. Ginnys Leserei besserte sich, obwohl sie hinter dem Klassenniveau zurückblieb. Doch es waren nicht nur Lernerfolge, sie wurde auch körperlich in einem Ausmaß ertüchtigt, wie ich es nicht für möglich gehalten hätte.

Durch Zureden und Üben erreichte Mrs. Cereste, daß Ginny schließlich auf einem Balancierbrett von nur 25 Zentimeter Breite auf einem Bein stand und das andere in der Luft vor- und zurückschwang.

Ginny bekam Hausaufgaben und Extemporales (sie war todtraurig, wenn sie etwas nicht hundertprozentig schaffte) und ging mit auf Klassenausflüge. Sie gehörte sogar bei Schulaufführungen zum Chor. Sie machte alles mit.

Als das Jahr sich dem Ende zuneigte, bekam sie bereits ein Schulfrühstück mit, spielte mit den anderen Kindern im Hof und genoß den langen Schultag in vollen Zügen. Im Sprechen und Lesen bekam sie zusätzlich Nachhilfeunterricht, aber in den Fächern Musik, Kunsterziehung und Turnen war sie eine normale Zweitkläßlerin.

Ihre Niere ist nicht ganz ausgeheilt. Sie wird jährlich einmal durchleuchtet. Stets zeigt sich eine Obstruktion: Ganz normal wird die Niere nie werden, doch sie verschlimmert sich nicht und arbeitet, wenn auch in begrenztem Ausmaß.

Auch ihre Augen werden einmal im Jahr untersucht. Sie sieht jetzt fast normal. Wenn nichts Unvorhergesehenes eintritt, braucht sie nicht mehr zu den Neurochirurgen zu gehen, bei denen sie sich zur Kontrolle einfinden mußte. Um ihren Gang zu korrigieren, trägt sie an einem Bein eine Schiene mit einem Sprungfedermechanismus, der ihre Zehen anhebt. Die Ärzte hatten zunächst Bedenken, ob sie das nicht psychisch belasten würde. Sie hatten recht. Als ich Ginny sagte, wir würden so eine Schiene kaufen, bockte sie. »Die Kinder lachen mich aus, weil ich so komisch geh. Wenn ich eine Schiene hab, werden sie mich damit aufziehn!«

Wir sprachen lange darüber. Wenn diese Schiene ihren Gang verbesserte und ihrem Fuß eine Hilfe war, sollte man das in Kauf nehmen. Ich hatte auch noch einen weiteren Trumpf: Die Mädel in Ginnys Schule hatten die Erlaubnis, bei schlechtem Wetter lange Hosen zu tragen. Ich war darin immer sehr eisern gewesen: »Du bist eine junge Dame und gehst auch entsprechend angezogen zur Schule.« Hosen waren tabu.

Jetzt war der Zeitpunkt gekommen, dieses Gebot zu lockern. Die Schule hatte nichts dagegen: Ginny durfte Hosen tragen, wenn sie wollte. Stiefel bekam sie auch. Entzückt zog sie sie aus der Schachtel: »Mami, die sind wundervoll. Die sehen genauso aus wie die von den Oberkläßlern!«

Die Mode der unten weiten Hosen und Stiefel, die ihre Schiene dem Blick entziehen, hat uns sehr geholfen. Sie geht jetzt besser, und man sieht weniger, daß sie hinkt.

Ginny ist jetzt »versetzt«, aber immer noch in der Sonderklasse bei Mrs. Cereste. Diese hat einmal Ginnys Fall sehr taktvoll in eine Unterrichtsstunde über Sicherheit auf der Straße eingebaut. Eine andere Lehrerin bat Ginny, der Klasse vorzuführen, wie so eine Schiene aussieht, wie sie funktioniert und warum manche Menschen so etwas tragen müssen.

Ginny hatte das nötige Selbstbewußtsein, es folgendermaßen zu erläutern: »Bei manchen Menschen brauchen die Augen ein bißchen Hilfe, dann setzen sie eine Brille auf, bei manchen Menschen die Zähne, dann tragen sie eine Zahnspange. Mein Fuß braucht auch ein bißchen Hilfe, deswegen habe ich eine Schiene am Bein.« Die Klasse war begeistert und hatte von diesem Tage an gewiß mehr Respekt vor jemandem, der »ein bißchen Hilfe« brauchte.

Ginnys Unfall ist nun viereinhalb Jahre her. Sie ist nicht ganz wiederhergestellt. Es gibt Augenblicke, da gebe ich ehrlich zu, daß sie hirngeschädigt und behindert ist – aber nur ganz leicht. Angesichts dessen, daß man ihr damals keine vierundzwanzig Stunden mehr gegeben hat, kommen ihre Behinderungen mir geringfügig vor. Sie kann sich selbst versorgen, essen, baden, anziehen, gehen, und manchmal rennt sie sogar. Sie kann sich selbst die Haare waschen und schafft es beinahe, den Scheitel bis ganz nach hinten durchzuziehen, wenn sie ihre Rattenschwänzchen frisiert. Sie kann einen Kopfsprung ins Wasser machen und schwimmen. Sie ist noch immer das gleiche warmherzige, fröhliche Menschenkind und von zäher Zielstrebigkeit. Sie entwickelt sich zu einer hübschen jungen Dame.

Ist sie wirklich ein »behindertes Kind«? Sie kann nicht bei allem mithalten, das ist wahr, aber sie hat eine Freude am Leben und eine Liebe zu Gott und zu ihren Mitmenschen, wie viele sie nie erreichen. Wer will entscheiden, ob sie nicht eher ein bevorzugtes Kind ist?

In den elf Jahren ihres Lebens hat sie durch ihr Beispiel und ihren Einfluß einen winzigen Teil der Welt ein winziges bißchen besser gemacht. Wie viele unter uns können das von sich sagen?